JN098167

サクセス管理栄養士・栄養士養成講座

第6版

生化学

人体の構造と機能及び
疾病の成り立ち

監修 一般社団法人 全国栄養士養成施設協会
公益社団法人 日本栄養士会

著者 佐々木康人
近久幸子
中村彰男

第一出版

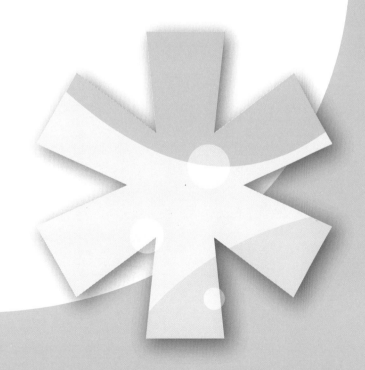

著者紹介 （執筆順）

佐々木康人　　神戸学院大学栄養学部栄養学科教授

近久 幸子　　四国大学生活科学部健康栄養学科准教授

中村 彰男　　実践女子大学生活科学部食生活科学科教授

監修のことば

　栄養の専門職には，保健，医療，福祉，教育等の分野における学術の進歩や，社会の変化，国民の要請に的確に対応し，人々の健康や QOL の向上に貢献すると同時に，日本の栄養改善の知見を世界と共有し，持続可能な開発目標（SDGs）に沿った社会の実現に貢献することが求められています。その要求に応えるのが，高度な専門性と人間性，倫理性を併せ持つ管理栄養士・栄養士です。

　日本の栄養士は，1924 年の私立栄養学校の開設に始まり，第 2 次世界大戦前の栄養改善の時代，戦後の栄養欠乏対策の時代，高度経済成長期に顕著となった非感染症疾患対策の時代を経て，近年では低栄養と過栄養の栄養不良の二重負荷という複雑化した栄養課題に対処してきました。管理栄養士，栄養士は，100 年にわたり国民生活の向上と社会の発展に寄与してきたのです。その間，栄養士資格は，1945 年の栄養士規則および私立栄養士養成所指定規則公布を経て，1947 年公布の栄養士法により法制化されました。以後，国民の栄養状態の変化に対応すべく，幾度かの法改正が行われ，1962 年の一部改正では管理栄養士の資格が「栄養士のうち複雑または困難な栄養の指導業務に従事する適格性を有するもの」として新設されました。

　その後，2000 年の法改正において，「21 世紀の管理栄養士等あり方検討会報告書」を受け，管理栄養士は，「人間栄養学に基づいた対象者の栄養状態の評価に基づいた栄養管理と指導を行う」，栄養士は，「調理，献立と一般的な栄養指導を行う」と定義され，その役割が明確化されました。管理栄養士資格は登録制から免許制に変更され，国家試験の受験資格も見直され，今日に至っています。

　この改正の趣旨に合わせて，管理栄養士の養成カリキュラムは，“専門基礎分野”として「社会・環境と健康」，「人体の構造と機能及び疾病の成り立ち」，「食べ物と健康」が位置づけられ，“専門分野”として「基礎栄養学」，「応用栄養学」，「栄養教育論」，「臨床栄養学」，「公衆栄養学」，「給食経営管理論」が位置づけられるとともに，生理学，生化学，解剖学，病理学，臨床栄養学などの医学教育が重視され，臨地実習の内容も対人業務の実習が重視されることとなりました。これらの教育が実を結び，2023 年の医療法施行規則改正により，管理栄養士・栄養士は医療従事者であることが厚生労働省より告示されました（施行は 5 月 1 日）。

　また，管理栄養士・栄養士養成のための栄養学教育モデル・コア・カリキュラムや，その活用支援ガイドが作成され，管理栄養士国家試験出題基準も最新の知見を取り入れ，数度の改定が行われています。

　本シリーズ（サクセス管理栄養士・栄養士養成講座）は，最新のカリキュラムや国家試験出題基準準拠の問題に合わせ適宜改訂を行い，重要なキーワードの解説や要点がコンパクトにまとめられています。多くの方々が日々の学習書として活用されることを，強く希望いたします。

　2024 年 1 月 1 日

一般社団法人 全国栄養士養成施設協会

会長　滝川 嘉彦

公益社団法人 日本栄養士会

代表理事会長　中村 丁次

目次

監修のことば

*ガイドラインには掲載されていない

本書について

色文字①：重要語

色文字②：両側の欄に解説のある語

◀：このマークがある場合は，第 33 ～ 37 回管理栄養士国家試験に出題された内容が含まれています。

　例）◀**37-18**：**第 37 回問題 18**

1 人体の構造

Ⓐ 人体の構成

　私たちの身体は，形態や大きさ，機能が異なるさまざまな種類の細胞とその産物からできている。細胞の種類は約 200 種類，細胞数は，成人で 37 兆 2000 億個といわれている。それぞれの細胞は，その多様性にかかわらず，基本的な構造や機能の上で共通点が多い。人体の細胞は小さいため，通常，光学顕微鏡や電子顕微鏡で観察する。人体を構成する最小単位は細胞であり，次いで組織，器官，系統に分類される。

　発生の過程で，同じ大きさ，形態や機能をもつ細胞が集合・配列し，組み合わさって組織を形成する。人体は上皮組織，支持組織，筋組織，神経組織の四つで構成される（p. 2 ～ 12）。

　さらに，これらの組織が集まり特有の働きや一定の形態をもつ器官という単位を形成する（p. 12）。心臓，肺，胃，腸，口，目，耳などは，すべて器官である。なお，心臓は上皮組織，筋組織，結合組織などからなるが，そのほかに神経なども有している。心臓は，これらの組織の働きによって，血液を全身に送り出すポンプとしての役割を果たしている。

ⓐ 細胞，組織，器官

1 細胞 ●

　細胞は，細胞膜（p. 12）によって外界と細胞質が区切られている。細胞内の細胞質には，細胞質ゾル（サイトゾル）と呼ばれる水溶性の基質と細胞内小器官（p. 15）と呼ばれる細胞内構造物がある。

　人体の細胞の大きさや形態は多様で，直径 6 ～ 8 μm のリンパ球から 200μm という大きな卵細胞まである。また，形態も組織によってさまざまで，上皮組織には扁平で広い細胞（内皮細胞）から円柱状の細胞がみられ，支持組織の骨芽細胞や軟骨細胞，神経組織の神経細胞といった独特の形態をもつものや，白血球のように刺激に応じて形を変えるものがある（図 1‑1）。

2 組織 ●

　人体の細胞のうち，同様の構造と機能をもっている細胞の集団と細胞間質を組織という。組織は上皮組織，支持組織，筋組織，神経組織の 4 種類に分類される。

基質
細胞質内にみられる細胞内小器官以外の部分をいう。水にアミノ酸やたんぱく質，糖，脂肪酸などが溶解しており，液体やゼリー状（コロイド）を呈している。細胞質ゾル，あるいは単にサイトゾルと呼ばれる。

μm（マイクロメートル）
100万 分の1メートル（1,000 分の1ミリメートル）。

細胞間質
細胞と細胞の間に存在する物質。成分は，コラーゲン線維，弾性線維，細網線維などの線維成分や糖たんぱく質など。

○ Column | **iPS 細胞**

　京都大学山中教授により，皮膚細胞に特定の四つの遺伝子を導入することで，さまざまな細胞への分化が可能になった万能細胞である iPS 細胞（人工多能性幹細胞）が作成された。再生医療を実現するために重要な役割を果たすと期待されている。

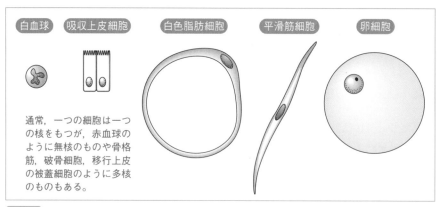

白血球　吸収上皮細胞　白色脂肪細胞　平滑筋細胞　卵細胞

通常，一つの細胞は一つの核をもつが，赤血球のように無核のものや骨格筋，破骨細胞，移行上皮の被蓋細胞のように多核のものもある。

図1-1　さまざまな形態をもつ細胞

◀37-17
36-22
34-17

1　上皮組織

　上皮組織には，①身体の表面や管腔の内表面および体腔の表面を覆う上皮細胞の層と②上皮の落ち込みによって腺をつくる上皮（腺上皮）の二つの様式がみられる。さらに，上皮組織には，**基底膜**上に一層の薄い細胞層で構成された単層上皮と，多数の細胞層をもつ重層上皮がある（**表1-1**）。一般に単層上皮は脆弱なため体内にみられ，重層上皮は表皮や口腔内，肛門など機械的な刺激を受ける場所に多い。

　・**主な働き**：保護（表皮，他），分泌（各種の腺上皮），吸収（消化管，腎臓の尿細管，他），物質の選択的透過と輸送，感覚（嗅上皮，味蕾，他）など。

● **上皮細胞の特殊構造**　　上皮細胞の自由表面側には，微絨毛（小皮縁あるいは刷子縁），線毛，不動毛と呼ばれる構造がある。

　微絨毛は，小腸の吸収上皮にみられる長さ $1 \sim 2\,\mu m$ の突起で，消化・吸収面積を広げ，効率を上げる働きがある。線毛は，**線毛運動**を行う細長い突起で，中には軸糸という微小管が入っており，気管，気管支でみられる。不動毛は，精巣上体管などでみられる長い微絨毛構造である。

　細胞膜には，密着結合（閉鎖帯），デスモソーム，ギャップ結合がみられ，細胞同士や細胞と基底膜を接着している（**図1-2**，**表1-2**）。

● **腺**　　分泌する働きをもつ細胞を腺細胞といい，腺細胞が集合したものを腺という。腺には次の二つがある。

　・**外分泌腺**：導管をもち，分泌物を直接体外や体外に連絡している上皮に分泌する。分泌物により，酵素を含み水のようにさらさらした液体（漿液）を分泌する漿液腺，糖たんぱく質のムチンを含む粘液を分泌する粘液腺，両者を分泌する混合腺に分類される。そのほか，腺の構造により，杯細胞のような細胞一つからなる単細胞腺や，腺細胞がさまざまな配列をしている多細胞腺に分類される。

　分泌物を産生する部分を腺房という。唾液腺や乳腺の腺房は筋上皮細胞で覆われていることがある（**図1-3**）。分泌物の放出様式には，全分泌（ホロクリン分泌）と部分分泌があり，部分分泌には漏出分泌（エクリン分泌），離出分泌（アポクリン分泌）がある（**表1-3**）。

基底膜
上皮細胞層と結合組織（間質細胞層）などの間に存在するムコ多糖類に富む薄い膜（層）。成分としては，IV型コラーゲン，ヘパラン硫酸，プロテオグリカンなどが含まれる。

線毛運動
多列線毛上皮などでみられる線毛の運動。線毛内の軸糸（微小管）がずれることにより，線毛が鞭打つようにあるいはたなびくように一定の方向に動き，気管や気管支に入った異物を粘液とともに喉頭へと運搬する。

導管
外分泌腺にみられる管。唾液腺，汗腺，膵腺などの外分泌腺では，分泌物の唾液，汗，膵液を口腔内，皮膚上，十二指腸内などの体外にまで輸送して分泌するため，輸送のための管が必要である。

杯細胞
粘液を分泌する単細胞腺。気道粘膜や，小腸や結腸などの腸管にみられ，ムチンと呼ばれる分子量が数百万の糖たんぱく質を分泌する。粘膜の保護や潤滑などの働きがある。

表1-1 上皮組織の種類と特徴

上　皮	特　　徴	例	構　造
単層扁平上皮	一層の扁平な細胞によってつくられており，細胞のほぼ中央にやや盛り上がった核がみられる。	血管・リンパ管の内皮細胞，心膜・胸膜・腹膜などの漿膜（中皮），肺胞上皮など。	基底膜
単層立方上皮	丈の低い六角柱状の細胞が一層に並んだもの。	腎臓の尿細管上皮，甲状腺濾胞細胞など。	
単層円柱上皮	一層の円柱状の上皮細胞からなり，細胞の特殊構造として微絨毛がみられる。	胃・腸などの消化管の粘膜上皮，子宮内膜，胆嚢など。	
重層扁平上皮	扁平な上皮細胞が何層にも積み重なっているもので，一番底にある細胞だけが基底膜に接している。表皮（皮膚）では最上部の細胞は角質化して，ケラチンたんぱくがみられる。	表皮・口腔・咽頭・食道・声帯ひだ・腟の粘膜上皮など。	
移行上皮	伸展性があるので膀胱や尿管の容積変化に対応できる。細胞の丈の異なる細胞が並んでいるので，膀胱内の尿量が少ないときは，膀胱の上皮は多数の層が積み重なっているようにみえる。尿量が多く上皮が引き延ばされると細胞がずれて細胞層が薄くなり，細胞も扁平にみえる。最表層の細胞はしばしば核を二つもっている。	膀胱や尿管，腎盂など。	被蓋細胞
多列線毛上皮	丈の異なる円柱状の細胞が集まっており，核がいろいろな高さに配列しているので，一見，細胞が重層しているようにみえる。実際は，すべての細胞が基底膜に接しているので，重層上皮ではない。この上皮は自由表面側に線毛があることから，多列線毛上皮と呼ばれている。	気管，気管支など。	線毛

- 内分泌腺：導管をもたず，ホルモンを腺組織の周囲の組織液内に分泌する。ホルモンは，そこで血管やリンパ管に移動して，体内のほかの部分（標的器官あるいは標的細胞）に運ばれる［内分泌（エンドクリン）］。そのほか，分泌の様式により，自身の細胞に分泌する自己分泌（オートクリン）や，分泌腺と標的細胞が近い場所に存在し，血管やリンパ管を経ないで分泌物が直接標的細胞に達する傍分泌（パラクリン）がある（p.132，図5-1 参照）。ホルモンは多

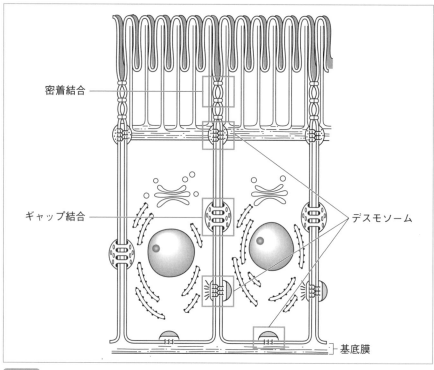

密着結合

ギャップ結合

デスモソーム

基底膜

図1-2 細胞内にみられる接着装置

表1-2 上皮細胞の接着装置と働き

接着装置	働き
密着結合	隣接する細胞を密着し，物質の細胞間の移動や輸送を制限する。
デスモソーム	細胞同士や細胞と基底膜とを結合させる。
ギャップ結合	イオンや低分子の物質（cAMP や Ca^{2+}，イノシトール３リン酸（IP_3）などのセカンドメッセンジャー）の細胞間の移動を行い，細胞間の情報伝達を行う。平滑筋や心筋ではネクサスや介在板，あるいは境界板と呼ばれる。

様な働きをし，発育，二次性徴，生殖などの働きや調節も担っている（p. 146，表５-９参照）。

◀36-17 **2 支持組織**◀

支持組織は，身体の組織と組織の間を埋めてこれらを結合し，骨や軟骨のように身体を支持する支柱のような働きをもつ組織である。支持組織は，結合組織，軟骨組織，骨組織に分類される。

●**結合組織**　結合組織は，全身の各器官，組織，細胞の間を充填し，結合する。結合組織内に血管やリンパ管，神経などを含み，栄養や代謝，免疫などの重要な働きを担っている。結合組織は，主に細胞外基質，線維成分，細胞成分から構成されている。なお，細胞外を埋めている結合組織には，細胞外基質と線維が含まれていることから，線維性結合組織とも呼ばれる。

・細胞外基質：次の３種類である。

①**グリコサミノグリカン**：負に荷電した二糖類が繰り返し続く長鎖からなり，

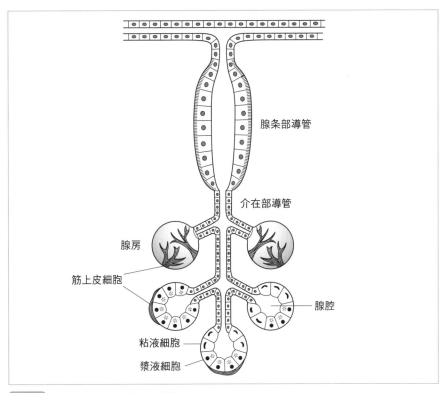

図1-3 外分泌腺（唾液腺）の構造

表1-3 外分泌腺の分泌様式

分泌様式		特　徴
全分泌（ホロクリン分泌）		皮脂腺でみられる。細胞質内に皮脂が充満し，細胞全体が分泌物として放出される。
部分分泌	漏出分泌（エクリン分泌）	エクリン汗腺でみられる。水分の多い分泌物が細胞膜を透過するので，細胞の形態には，はっきりとした変化はみられない。 ●例：小汗腺 ゴルジ装置で分泌物が産生される腺では，分泌物小胞の膜と細胞膜が癒合し，中身の分泌物だけが細胞外に放出される（開口分泌）。
	離出分泌（アポクリン分泌）	アポクリン汗腺でみられる。細胞質の一部が分泌物を伴って腺腔にちぎれて分泌される。細胞質に含まれるたんぱく質や脂質などを大量に含むために粘稠で，細菌などにより特有のにおいを発散し体臭のもとになる。 ●例：腋窩の大汗腺，外耳道腺，乳輪腺，外陰部や肛門周囲の汗腺

大量の水と結合する。例：ヒアルロン酸，ケラタン硫酸，ヘパラン硫酸，ヘパリン，コンドロイチン硫酸，デルマタン硫酸など。

②**プロテオグリカン**：たんぱく質にいくつかのグリコサミノグリカンが結合して巨大な分子を形成している。

③**接着性たんぱく質**：フィブロネクチンやラミニンなどがあり，細胞外基質と細胞膜との結合部位を担う。

・線維成分：膠原線維，細網線維，弾性線維がある（**表１-４**）。

・細胞成分：主に結合組織内にとどまっている細胞と，血液中を流れている細胞

表1-4　結合組織の線維成分の分類と特徴

線維成分	特　徴
膠原線維	●コラーゲンからなり，張力に強く，硬くて強靱な線維で弾性はあまりない。コラーゲンは体内のたんぱく質の20～25％を占め，大量に存在する。 ●電子顕微鏡で観察すると，67nm周期の明瞭な縞模様がみえる。これは，膠原線維が，直径1.5nm，長さ280nmのトロポコラーゲン分子から構成され，この分子が規則正しい三重らせんを形成しているためである。 ●主なコラーゲンとしては，Ⅰ型，Ⅱ型，Ⅲ型，Ⅳ型，Ⅴ型，Ⅶ型コラーゲンがある。コラーゲンは，主に線維芽細胞，骨芽細胞，軟骨芽細胞，細網細胞などが産生・分泌している。
細網線維	●平滑筋，肝細胞などから産生されるⅢ型コラーゲンから構成されており，リンパ組織，脾臓，肝臓，骨髄，心血管系，肺や皮膚でみられる。 ●上記の臓器や器官系で，血球などの細胞が自由に通る空間の枠組みを提供している。
弾性線維	●ゴムのように伸び縮みする線維で，元の長さの約1.5倍まで伸びることができる。 ●脊柱の黄色靱帯，弾性軟骨，大動脈の弾性板に多く含まれる。 ●主成分はエラスチンで，線維芽細胞，血管平滑筋細胞，弾性軟骨の軟骨細胞で分泌される。

nm（ナノメートル）
10億分の1メートル（100万分の1ミリメートル）。

がある。結合組織内にとどまっている細胞には，線維芽細胞，脂肪細胞，肥満細胞，大食細胞（マクロファージ），周皮細胞があり（**表1-5**），血液中を流れている細胞には，形質細胞，リンパ球，好中球，好酸球，好塩基球，単球がある。リンパ球のうち，Bリンパ球は形質細胞に分化して抗体を分泌する。

・線維性結合組織：疎性結合組織，密性結合組織，細網組織，脂肪組織に大きく分けられ，それぞれ細胞や線維の分布や働きが異なる（**表1-6**，**図1-4**）。

●**軟骨組織**

・軟骨細胞：軟骨組織を形成する。プロテオグリカンやグリコサミノグリカンからなる細胞外基質を分泌し，その中の小腔（軟骨小腔）に埋まっている。軟骨を構成している物質は，直接血液によって栄養を与えられていない。血管やリンパ管の走行はみられず，神経支配も受けていない。軟骨周囲を覆っている軟骨膜の血管から基質を介する拡散により栄養を与えられており，通常，軟骨小腔内に2～4個，あるいはそれ以上の細胞が収まっている場合がある。

軟骨組織は，基質内に含まれる線維の種類によって，硝子軟骨，弾性軟骨，線維軟骨に分類される（**図1-5**，**表1-7**）。

●**骨組織**　骨をつくる硬い組織で，骨の細胞と膠原線維，リン酸カルシウムなどが，ハイドロキシアパタイト〔$Ca_{10}(PO_4)_6(OH)_2$〕の結晶として沈着した基質から構成される。骨の細胞には，骨原性細胞，骨芽細胞，骨細胞，破骨細胞がある。骨の表面では，骨芽細胞による骨の形成と破骨細胞による骨の再吸収（骨吸収）が，生涯繰り返されている。血液中のCa^{2+}（カルシウムイオン）濃度も，副甲状腺ホルモンのパラトルモン（PTH），甲状腺から分泌されるカルシトニン，そのほか，活性型ビタミンDにより調節されている。

表1-5　結合組織の細胞成分の分類と特徴

細胞成分	特　徴
線維芽細胞	●未分化な間葉細胞から由来する紡錘形の細胞で，多くの場合，膠原線維に沿って存在し，身体の至るところでみられる。 ●細胞外基質のほとんどを分泌し，脂肪細胞，骨芽細胞，軟骨芽細胞に分化する能力をもつ。 ●創傷治癒過程で分裂・増殖し，膠原線維を分泌して肉芽組織を形成する。 ●静止期では卵形で，線維細胞と呼ばれる。
脂肪細胞	●白色脂肪細胞（p.2，図1-1）と褐色脂肪細胞の2種類がある。多くは白色脂肪細胞から構成されており，インスリンの作用により，細胞質にトリアシルグリセロールを蓄積する。 ●近年，白色脂肪細胞は種々のホルモンを分泌することが知られている。 ●褐色脂肪細胞は成人には少なく，新生児の肩甲骨間や冬眠性のほ乳動物にみられる。細胞内に多くのミトコンドリアを含み，体熱産生に関係している（p.68参照）。
肥満細胞	●大型の細胞で，直径20~30μmの卵形をしている。 ●細胞質に多数の顆粒をもち，ヘパリン，ヒスタミン，ロイコトリエン（LT），血小板活性化因子（PAF）などのアレルギーを引き起こす物質を分泌する。 ●細胞膜には，免疫グロブリン（IgE）の受容体があり，花粉やハチ毒などに対してヒスタミンを放出して即時型アレルギー反応を惹起する。
大食細胞 （マクロファージ）	●大きさ10~30μmで活発に動き回るので一定の形を有していない。 ●活発な貪食能をもち，細胞質内のリソソームの加水分解酵素によって細胞などの残渣を取り除き，体外からの細菌や異物を処理して身体を防御する。そして，リンパ球に対して抗原提示（細菌や異物が自己か非自己であるかを伝える）を行い，細胞性免疫や液性免疫を行わせる。
周皮細胞	●毛細血管や細静脈の内皮細胞の外側を取り囲んでいる細胞で，平滑筋と内皮細胞の両方の性質をもつ。

貪食能
細菌を食する能力。

表1-6　線維性結合組織の分類と特徴

線維性結合組織		特　徴
疎性結合組織 （図1-6）		皮下組織，消化管や気管の上皮下，体腔の中皮下などを埋めるように存在する線維性結合組織である。基質が豊富に存在し，線維芽細胞，脂肪細胞，大食細胞（マクロファージ）や肥満細胞など，また，膠原線維，細網線維，弾性線維が，まばらで不規則に存在している。多様な構造を緩やかに結合していて，その中を神経や血管が走行している。
密性結合組織	交織性結合組織	密性結合組織は，疎性結合組織に比べると細胞成分が少なく膠原線維が豊富にみられる。交織性結合組織は，太く強靭な膠原線維が網目状に織り合わさるように配列している。皮膚の真皮，眼球の強膜，精巣・卵巣の被膜にみられる。
	平行線維性結合組織	線維束が平行に規則正しく配列して走行しているものをいう。線維束として膠原線維と弾性線維のものがある。膠原線維束が平行に配列し，線維芽細胞がところどころにみられる組織には，腱，靭帯がある。平行に走行している弾性線維と少量の膠原線維がみられる組織には，項靭帯や脊柱の黄靭帯がある。
細網組織		細網細胞，細網線維が網目状のネットワークをつくり，網目の間に大食細胞（マクロファージ）がみられる。脾臓，リンパ節などの免疫に関係した器官や肝臓の類洞，骨髄などでみられる。
脂肪組織	白色脂肪組織	皮下組織，腹腔内の大網や腸間膜にみられ，毛細血管が発達している。
	褐色脂肪組織	ヒトでは胎児や新生児の肩甲骨や頸部にみられるが，成人では白色脂肪細胞と区別がつかない。細胞にはミトコンドリアが豊富にみられ，体熱の産生に関係がある（p.68参照）。

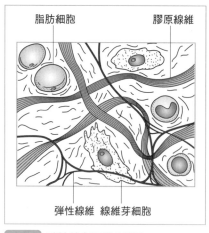

脂肪細胞　　　　膠原線維

弹性線維　線維芽細胞

図1-4　疎性結合組織の構造

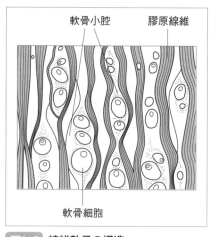

軟骨小腔　　　膠原線維

軟骨細胞

図1-5　線維軟骨の構造

表1-7　軟骨組織の分類と特徴

軟骨組織	特　徴
硝子軟骨	基質にⅡ型コラーゲンを含む，体内で最も多くみられる軟骨である。外観がすりガラスのような乳白色の半透明で，長骨の関節端（関節軟骨），鼻軟骨，喉頭軟骨，気管と気管支（気管軟骨），肋軟骨などにみられる。
弾性軟骨	基質に弾性線維とⅡ型コラーゲンを含んでいる。弾力や柔軟性に富み，耳介軟骨，外耳道軟骨，耳管，喉頭蓋，喉頭の楔状骨などにみられる。
線維軟骨 （図1-6）	基質には太くて強靱なⅠ型コラーゲンを含むので，張力に強い軟骨である。膠原線維束が密に存在し，その間に軟骨細胞が配列している。脊柱の椎間円板，骨盤の恥骨結合，関節内板などにみられる。

・骨原性細胞：ハバース管内腔や骨内膜中にみられ，骨芽細胞に分化する。

・骨芽細胞：骨基質を分泌する細胞で，骨の表面に存在する。

・骨細胞：骨芽細胞から由来し，骨基質の骨小腔中に存在する成熟した細胞。

・破骨細胞：骨の再吸収（骨吸収）を行う細胞で，骨が浸食されたくぼみ（骨吸収窩）に存在する。

●骨の構造　　骨は，最外側に骨膜がみられ，その内側に緻密質がある（図1-6）。さらに内部にはスポンジのような海綿質が存在し，髄腔や海綿質の隙間を骨髄が埋めている。

・骨膜：線維性結合組織からなり，その中を神経や血管が走行する。骨を太く成長させ，骨折の回復に関係している。

・緻密質：ハバース層板が同心円状に配列して骨単位（オステオン）を形成しており，同心円の中心にはハバース管が貫通している。緻密質内にはフォルクマン管もあり，ハバース管や骨膜と連絡している。ハバース管やフォルクマン管内には血管や神経が走行している。

・骨髄：造血組織で血球が盛んに産生されているときは赤く見える(赤色骨髄)が，成人の骨髄では脂肪組織に置き換わって黄色く見える黄色骨髄もある。成人の

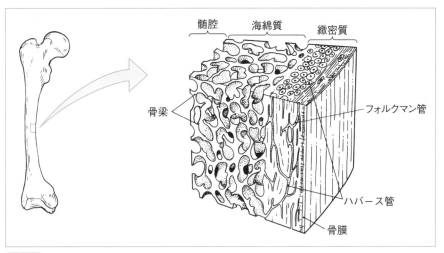

図1-6 骨の構造

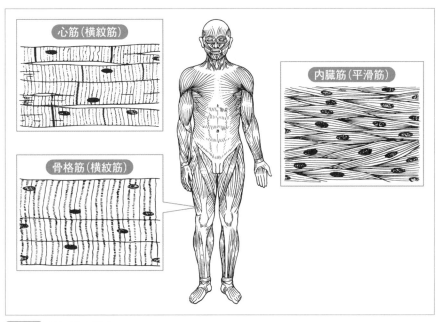

図1-7 筋組織の構造

　骨では主に椎骨などの短骨や，腸骨や胸骨などの扁平骨などで造血が行われる。

③ 筋組織◀

◀36-17

　筋組織は，規則正しい明暗の縞模様がみられる横紋筋と，横紋のない平滑筋に分類される。横紋筋には，骨格筋と心筋が含まれる（図1-7，表1-8）。

④ 神経組織

　神経系の細胞には，神経細胞（ニューロン）と神経膠細胞（グリア細胞）があり，神経細胞は，情報の受容とインパルスの伝導や神経伝達物質などによる情報の伝達を担い，神経膠細胞は神経細胞の支持という働きを担っている。

　・神経細胞（ニューロン）：大きさや形態はさまざまであるが，細胞体および細

インパルス
活動電位。細胞に刺激が伝えられたときに発生する，細胞膜に沿った電位の変化。

表1-8 筋組織の分類

筋組織		特　徴
横紋筋	骨格筋	●細長い多核の細胞から構成されており，身体を随意に動かすために働く筋である。 ●骨格筋線維には，明暗のはっきりした横紋がみられ，明帯はI帯，暗帯はA帯と呼ばれる。I帯の中央にはZ線があり，A帯の中央にはH帯がある（下図）。 ●筋収縮時：I帯もH帯も狭くなる。また，Z線-Z線間（筋節，サルコメア）も狭くなるが，A帯の幅は変わらない。A帯には太いミオシン線維が配列しており，Z線からH帯までの間には細いアクチン線維が配列している。アクチン線維がミオシン線維の間に滑り込んで筋収縮は生じるが，その際，H帯とI帯の間隔は狭くなる（下図）。これを，滑走説という。 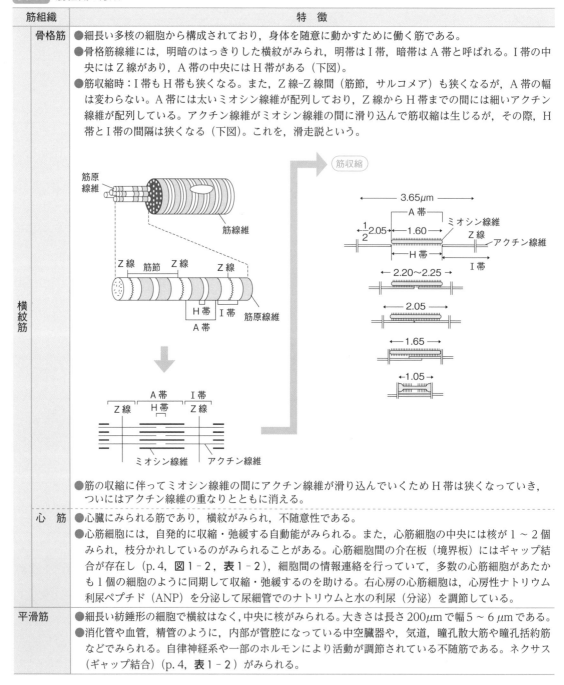 ●筋の収縮に伴ってミオシン線維の間にアクチン線維が滑り込んでいくためH帯は狭くなっていき，ついにはアクチン線維の重なりとともに消える。
	心　筋	●心臓にみられる筋であり，横紋がみられ，不随意性である。 ●心筋細胞には，自発的に収縮・弛緩する自動能がみられる。また，心筋細胞の中央には核が1〜2個みられ，枝分かれしているのがみられることがある。心筋細胞間の介在板（境界板）にはギャップ結合が存在し（p.4，図1-2，表1-2），細胞間の情報連絡を行っていて，多数の心筋細胞があたかも1個の細胞のように同期して収縮・弛緩するのを助ける。右心房の心筋細胞は，心房性ナトリウム利尿ペプチド（ANP）を分泌して尿細管でのナトリウムと水の利尿（分泌）を調節している。
平滑筋		●細長い紡錘形の細胞で横紋はなく，中央に核がみられる。大きさは長さ$200\mu m$で幅$5〜6\mu m$である。 ●消化管や血管，精管のように，内部が管腔になっている中空臓器や，気道，瞳孔散大筋や瞳孔括約筋などでみられる。自律神経系や一部のホルモンにより活動が調節されている不随筋である。ネクサス（ギャップ結合）（p.4，表1-2）がみられる。

胞体の多数の突起物である樹状突起と軸索から構成される。細胞体の中には，
ニッスル小体と呼ばれる粗面小胞体とリボソーム（p.16）が豊富にみられる。
樹状突起には，ほかの神経細胞との間でシナプスが形成され，情報を受容する
（p.136，5-A-b-2●参照）。伝達された情報は軸索を経てほかの細胞へと伝
えられる。軸索には，髄鞘（ミエリン鞘）のあるもの（有髄神経）と髄鞘のな
いもの（無髄神経）がある。髄鞘と髄鞘の間には，軸索が露出したランビエ絞

輪があり，跳躍伝導に関係している（p.139）。軸索内には微小管があり，細胞体で産生された物質の輸送を行っている。

　神経細胞には，樹状突起と軸索の数から，双極性ニューロン，単極性ニューロン，多極性ニューロンなどがある。

　また，神経細胞は，働きの上から感覚（求心性）ニューロン，運動（遠心性）ニューロン，介在ニューロンの3種類に分類される（図1-8，表1-9）。

・神経膠細胞（グリア細胞）：神経細胞の保護や支持を行っているが，その数は神経細胞に比べると非常に多く，10倍以上あるといわれている。中枢神経系にみられる神経膠細胞には，星状膠細胞（アストロサイト），希突起膠細胞（オリゴデンドロサイト），小膠細胞（ミクログリア），上衣細胞がある。末梢神経系にみられる神経膠細胞には，シュワン細胞がある（図1-9，表1-10）。

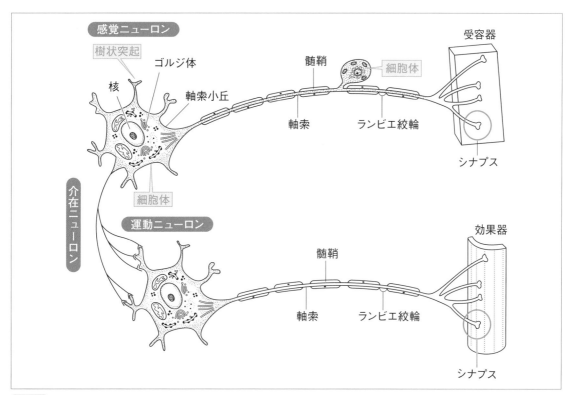

図1-8　神経細胞の構造

表1-9　神経細胞の働き

神経細胞	働き
感覚ニューロン	樹状突起で感覚入力を受容し，中枢神経系にインパルスを送って情報処理を行う。体表（皮膚）感覚や体の深部にある感覚（深部感覚）を受容する。
運動ニューロン	中枢神経から，筋や腺などにインパルスを送る。
介在ニューロン	感覚ニューロンや運動ニューロン，ほかの介在ニューロンの間を連絡して情報や神経回路の統合を行う。

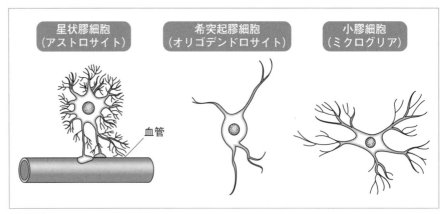

血管

星状膠細胞
（アストロサイト）　希突起膠細胞
（オリゴデンドロサイト）　小膠細胞
（ミクログリア）

図1-9　神経膠細胞の種類と構造

表1-10　神経膠細胞の種類と働き

神経膠細胞		特徴と働き
中枢神経系	星状膠細胞（アストロサイト）	●神経膠細胞の中では大型の細胞で突起や分枝をもつ。 ●神経と血管の間にあり，両者を連絡している。 ●脳の血管周囲を取り囲み，血液脳関門（BBB）を維持している。
	希突起膠細胞（オリゴデンドロサイト）	●星状膠細胞よりも小型で突起の数や分枝も少ない。 ●神経細胞の軸索の間にみられ，細胞膜が同心円状に何重にも軸索を取り囲んで髄鞘を形成・維持している。 ●軸索の絶縁に関係している。
	小膠細胞（ミクログリア）	●小型の細胞で不規則な突起をもつ。 ●中枢神経系の老廃物や異物を除去する（食作用）。
	上衣細胞	●脳室や脊髄の中心管に沿ってみられる。 ●側脳室では，上衣細胞は脈絡叢に分化し，脳脊髄液を分泌する。
末梢神経系	シュワン細胞	●扁平な細胞で，細胞膜が末梢神経の軸索に同心円状に何重にも取り囲んで（50周以上といわれる）被覆し，髄鞘を形成する。 ●髄鞘と髄鞘の間にランビエ絞輪がある。

3　器官 ●

　人体では，上皮組織，支持組織，筋組織，神経組織が集まり，ある機能と形態をもった器官を形成する。例えば，心臓，肺，胃，小腸，大腸，腎臓，膀胱などの臓器である。これらの器官のいくつかが集まって一定の機能を果たし，一つの系として統合できる場合，器官系あるいは系統と呼ばれる。系統には，表1-11に示したものがある。

b 細胞内の構造と機能

◀35-17　### 1　細胞膜 ●◀

　細胞膜は，外界と細胞内を区切る生体膜のことである。厚さが約7.5nm（細胞により6～10nm）の膜構造で，リン脂質，たんぱく質，糖，コレステロール，その他の脂質などで構成されている（図1-10）。
　・リン脂質の働き：細胞膜を構成する主成分であるリン脂質には，たんぱく質が

表1-11　系統の種類と働き

系　統	働　き
骨格系	骨と軟骨からなり，身体の支持を行う。
筋　系	骨格に付着した筋をいう。身体の運動を行う。
消化器系	口腔から肛門までの消化管と唾液腺，肝臓，胆嚢，膵臓などの付属腺（消化腺）からなり，消化・吸収に関係した役割を担う。
呼吸器系	気管，気管支などの気道を構成する器官と肺からなり，外気から空気を取り入れ，二酸化炭素を排出する。
循環器系	心臓，血管，リンパ管などで，血液，リンパなどの循環を行う。
泌尿器系	腎臓，尿管，膀胱，尿道などで，尿を生成して排泄する。
生殖器系	精巣，卵巣，卵管，子宮などで，生殖に関係した役割を担う。
神経系	中枢神経系（脳と脊髄）と末梢神経系（脳神経，脊髄神経，自律神経）からなり，外界からの情報を伝え，身体運動を行い，身体機能を調節する。
感覚器系	皮膚感覚，視覚，聴覚，嗅覚，味覚などの外界からの刺激や情報を受容し，神経系に伝える。
内分泌系	ホルモンを産生して分泌し，身体機能や恒常性を維持する。

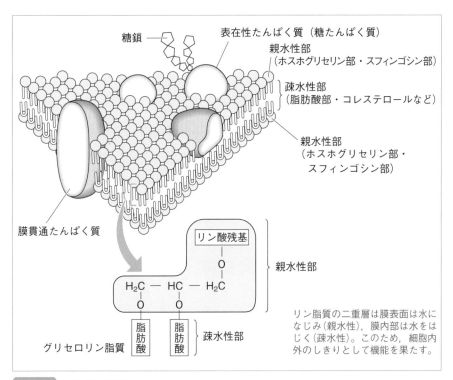

図1-10　細胞膜の構造

組み込まれており，それぞれ細胞内外へとイオンや物質を輸送する通路（チャネル）を形成し，あるいは，細胞外からの刺激（シグナル）分子の**受容体（レセプター）**としての機能をもつ。リン脂質の二重膜の構造により，親水性の極性の頭部がそれぞれ外側を向き，その内部では疎水性の非極性の尾部がそれぞれ内側に向かい合っている（脂質二重層）。膜のところどころに，膜の流動性を低下させて膜を安定化するコレステロールや，膜の流動性を上昇させる不飽

受容体（レセプター）
私たちは，常に外界からさまざまな刺激を受け取り，情報として処理している。このような刺激を適切に受容し，情報として利用できるように変換する分子や細胞あるいは器官のこと。

13

膜たんぱく質
細胞膜や細胞内小器官の膜に付着あるいは組み込まれているたんぱく質。受容体たんぱく質やチャネルたんぱく質などがある。

アクアポリン
細孔（小さな穴）をもった主要膜たんぱく質の一種。細胞への水の取り込みに関与している。

鞭毛
細胞の運動器官の一つで，ヒトの精子や原生動物，藻類などにみられる。長さは数μm～数十μm，直径200～300μm。基本的な運動は，微小管からできている軸糸が，ATPを使って微小管同士のずれを引き起こして鞭毛の屈曲を生じることにより行われる。

和脂肪酸が存在し，膜の安定性と流動性を調節している。

・**膜たんぱく質**：細胞膜のうち，脂質に結合したたんぱく質である。脂質二重層を貫通して膜間に存在するので内在性たんぱく質と呼ばれるものや，1回から数回膜を貫通しているので，膜貫通たんぱく質といわれるものもある。また，表在性たんぱく質のように，細胞表面に存在するものもある。膜貫通たんぱく質には，水分子を選択的に通す**アクアポリン**やイオン，水溶性の物質を細胞外に通すチャネルを形成するものがあり，表在性たんぱく質には，糖が付加されて受容体として機能するものがある。これらのたんぱく質は，あたかもリン脂質の海に浮かぶ島のように自由に移動できる（流動モザイク説）。

さらに，細胞によっては，細胞膜が変形して線毛や**鞭毛**をもつ細胞もある（膜の特殊化）。

●**細胞膜の働き**　細胞膜の主な働きには，次のものがある。

・細胞内外を物理的に隔てる
・細胞の構造的な支持
・外界からの物質の流入と細胞内からの流出の調節
・外界からの刺激や情報の受容
・細胞同士の相互作用の制御

●**細胞膜を介する物質の移動**

・**受動輸送**：濃度勾配に従い，高い濃度から低い濃度へ向かって移動することをいう。単純拡散，促進拡散，浸透，濾過などがあり（**表**1-12），エネルギー〔ATP（アデノシン三リン酸）の加水分解，p.63，3-A-b参照〕を必要としない。

・**能動輸送**：濃度勾配に逆らって物質を輸送することをいい，エネルギー（ATPの加水分解）を必要とする。能動輸送の例として，Na^+-K^+ポンプ（Na^+-K^+ ATPase）がある。これは，ATPの分解で放出される自由エネルギーを使ってNa^+を細胞外に輸送し，K^+を細胞内に輸送する。

・**エンドサイトーシス（食飲作用）**：細胞外の物質を細胞外から細胞膜の中に入れて細胞内に輸送することをいい，エネルギーを必要とする。エンドサイトーシスには，ファゴサイトーシス（食作用）とピノサイトーシス（飲作用），受容体依存性エンドサイトーシスの3種類がある（**表**1-13）。

表1-12　**受動輸送の種類**

単純拡散	特定のイオンチャネルなどを使用しない，一般的な拡散（濃度勾配に従った物質の濃度差の中和）のこと。
促進拡散	単糖やアミノ酸は，膜に存在する特異的な輸送たんぱく質（輸送担体）に結合し，効率よく輸送される。このように，輸送担体を介したもののことをいう。例：グルコース輸送担体（GLUT）。
浸　透	半透性の細胞膜で仕切られた，細胞内外の濃度勾配による浸透圧差を解消するように，水が移動すること。
濾　過	静水圧差に従って，水が膜を通して輸送されること。

表1-13 エンドサイトーシスの種類

ファゴサイトーシス（食作用）	細菌，細胞片などの大きな固形物を，細胞から突出した偽足が包み込み，ファゴソーム（食胞）を形成して細胞内に取り込む。その後は，リソソームと融合して加水分解酵素によって処理される。
ピノサイトーシス（飲作用）	細胞膜の表面では，常に細胞表面のくぼみが細胞内に陥入して小胞になっている。この小胞となった細胞外の水，低分子の物質，可溶性のたんぱく質などの内容物を細胞内に輸送する。
受容体依存性エンドサイトーシス	ある物質を細胞内に取り込むために，細胞膜にはその物質（リガンド）に対する受容体分子と細胞内直下に**クラスリン**被覆が用意される。リガンドと受容体分子が結合すると細胞膜が陥入してこの物質を細胞内に取り込み，クラスリン被覆**小窩**が形成され，飲作用小胞が形成される。低比重（低密度）リポたんぱく（LDL），ビタミンB_{12}，鉄結合たんぱく質（トランスフェリン）などは，このようにして特異的に効率よく細胞内に取り込まれる。受容体分子を含む膜は，細胞膜に組み込まれて再利用される。一方，細胞内の物質を細胞外へ輸送することを，エキソサイトーシスという。

クラスリン
細胞において，たんぱく質などの物質が細胞質中を運搬されたり，細胞外の物質を細胞内に取り込む（エンドサイトーシス）際に形成されるたんぱく質で，物質を運搬するための骨組み（かご）をつくる。すなわち，トリスケリオンと呼ばれる構造をつくり，それを組み合わせてサッカーボールのような球状のかごをつくる。

小窩
くぼみのこと。

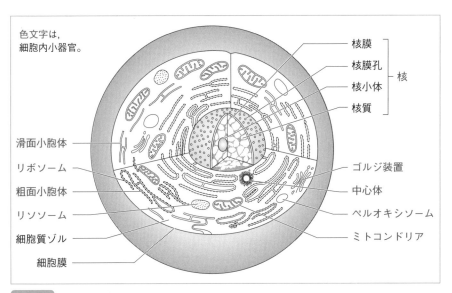

図1-11 細胞の構造

●**細胞質**　細胞質には，細胞内小器官がみられ，核，小胞体，ゴルジ装置，ミトコンドリア，リボソーム，リソソーム，ペルオキシソーム，中心体などがある（図1-11）。細胞内小器官は，細胞膜と同様に脂質二重層の膜からなり，内部に分泌物や酵素などを産生し蓄積している。また，微小管やマイクロフィラメント，中間径フィラメントなどが細胞骨格（p.17）を構成している。

2　細胞内小器官 （図1-11）

35-17

1　細胞核

核は，内外二重の膜で形成された核膜で囲まれた球形をしており，内部には核小体や核質を含んでいる。核膜は，小胞体と連絡しており，核膜孔がみられる。核膜孔は，直径約120nmの核膜孔複合体と呼ばれる巨大分子から構成されているが，実際の通路は幅9〜11nmしかなく，イオンや小さい分子は単純拡散で通過し，

大きな分子は受容体を介して選択的に輸送される。メッセンジャーRNA（mRNA），リボソーム粒子，イオンなどが核膜孔を通過する。

- ・核質：DNA やヒストン，非ヒストンたんぱく質などの核たんぱく質と結合したクロマチンがみられ，遺伝情報をつかさどっている（p. 51，図 2-25）。ヒトの染色体は 22 対の常染色体（$2n = 44$ 本）と 2 本の性染色体の合計 46 本からできている。性染色体は，XX（女性）と XY（男性）の 2 種類である。
- ・核小体：核内に通常 1 ～ 4 個みられ，リボソーム RNA（rRNA）やリボソームたんぱく質を産生し，リボソームを合成する働きをもつ。

2 リボソーム

小胞体に付着しているリボソームと細胞質中に遊離しているリボソームとがある。リボソームは，rRNA とたんぱく質から構成されている小サブユニットと大サブユニットからなり，それぞれ核内で合成される。リボソームはたんぱく質合成時に mRNA と結合し，その遺伝情報（コドン）に従って転移 RNA（tRNA）と結合したアミノ酸を連結してペプチドを合成する（p. 57，図 2-32・p. 58，図 2-33）。

3 小胞体（ER）

細胞質内にある最大の膜系で，膜表面にリボソームの付着している粗面小胞体と付着していない滑面小胞体がある。

- ・粗面小胞体（rER）：**分泌たんぱく質**や膜たんぱく質の合成およびそれらの化学修飾を行う。粗面小胞体表面のリボソームでたんぱく質合成が行われ，小胞体内でたんぱく質への糖鎖の付加などの修飾や立体構造の形成など，成熟過程が進行する。
- ・滑面小胞体（sER）：コレステロール，トリアシルグリセロールなどの脂質やステロイドの合成，グリコーゲン代謝が行われる。解毒を行う P-450 が含まれていて，刺激に応じて P-450 などの解毒に関係した酵素やたんぱく質が合成される。滑面小胞体には，セカンドメッセンジャーの Ca^{2+}（p. 155）や，また，骨格筋では筋小胞体として Ca^{2+} の貯蔵と放出を行う。

4 ゴルジ装置

ゴルジ装置は，周縁部がふくらんだ円盤状の嚢が幾層にも積み重なった構造をしている（p. 59，図 2-34）。ゴルジ装置では，粗面小胞体で合成された，たんぱく質の糖の付加や修飾が行われる。すなわち，たんぱく質と脂質の**グリコシル化**が行われたり，ガラクトース残基やシアル酸が付加される。

また，ゴルジ装置では，細胞膜，分泌小胞，エンドソームなどへの輸送の選別化が行われる。例えば，リソソームへ輸送される加水分解酵素にはマンノース 6-リン酸の付加が行われる。

5 エンドソーム

ピノサイトーシス（p. 15，表 1-13）によって細胞内に取り込まれた水，低分子の物質，可溶性のたんぱく質などの小胞内容物は，ほかの小胞と融合してエンドソームを形成する。

分泌たんぱく質
細胞がつくるたんぱく質のうち，エキソサイトーシス（細胞内で合成されたたんぱく質などが細胞外へ分泌されること）により細胞外へ放出されたもの。

グリコシル化
糖鎖付加ともいわれる。たんぱく質または脂質に糖鎖が付加すること。膜たんぱく質への糖の付加やゴルジ装置での分泌たんぱく質への糖の付加，リソソームで分解を受けるたんぱく質への糖の付加がよく知られている。

残基
合成化学物質などの重合体や高分子化合物において，単量体が連結している主鎖のほかの化学構造や結合を示す部分，元の単量体を示す部分をいう。アミノ酸がペプチド結合してできているたんぱく質の場合，元のアミノ酸に当たる部分をいう。例えば，チロシン残基など。

6　リソソーム

　リソソームは，1枚の脂質二重層の膜で囲まれており，内部には多数の加水分解酵素を含む。たんぱく質の分解にはコラゲナーゼやカテプシン，核酸の分解にはリボヌクレアーゼやデオキシリボヌクレアーゼ，糖の分解にはグリコシダーゼ，脂質の分解にはリパーゼなど，40種類ほどの加水分解酵素を含んでいる。これらの酵素の至適 pH（p.69）は5.0なので，リソソーム膜に組み込まれた H^+ ポンプによってリソソーム内は酸性（pH 5.0）に保たれている。

　リソソームは，細胞内異物の処理を行う。すなわち，エンドサイトーシスで取り込まれた大きな分子，微生物，細胞の残渣やミトコンドリアのような細胞内小器官を消化する。

7　ミトコンドリア

　ミトコンドリアは，幅 0.5 ～ 1 μm，長さ数μm ほどの棒状の形態をもち，内部のマトリックス（基質）は内外二重の膜に包まれている。内部にはクリステと呼ばれるひだが内膜によって形づくられている（p.67，図3-3）。マトリックスには，クエン酸回路，β酸化および尿素回路の一部が存在し，内膜には呼吸鎖（電子伝達系）と ATP シンターゼ（p.66，3-A-d 2 参照）が存在する。

　ミトコンドリアの働きは，エネルギー（ATP）を産生することで，酸化的リン酸化により供給される。ミトコンドリアには自身の遺伝子があり，自己複製を行う。

　赤血球には，ミトコンドリアが存在しない。これは脱核後，オートファジーによってミトコンドリアが除去されるためである。赤血球は酸素を運搬するので，赤血球内のミトコンドリアにその酸素を消費させないためと考えられている。

8　ペルオキシソーム

　大きさ 0.2 ～ 1.0μm の球形をしており，内部にカタラーゼ，尿酸酸化酵素，ペルオキシダーゼなど各種の酸化酵素を含む。

9　細胞骨格

　細胞の形態維持や物質輸送に関係する**フィラメント**で構成された三次元構造をいう。フィラメントには，微小管，マイクロフィラメント，中間径フィラメントがある。

- ・微小管：外径 25nm，内径 15nm の長くまっすぐな円筒状の構造をもち，物質の輸送，細胞の形態の維持，線毛運動などの働きがある。また，有糸分裂の際の紡錘糸として知られている。微小管は，13本の**プロトフィラメント**から構成されており，個々のフィラメントはα-**チューブリン**とβ-**チューブリン**のサブユニット（p.31）をもっている。
- ・マイクロフィラメント：球状の G-**アクチン**が重合して線維状の F-アクチン（アクチンフィラメント）を形成し，2本の F-アクチンがらせん構造を取っている。**ミオシンフィラメント***との相互作用により細胞運動や収縮を行う。
- ・中間径フィラメント：直径 10nm の中間の太さをもつ。細胞の構造の維持，細胞の構造的枠組みの提供，細胞膜と細胞骨格との結合，核膜の裏打ち構造（核ラミナ）などの働きをもつ。主な中間径フィラメントは，ケラチン，デスミン，

フィラメント
線維のこと。細胞質中にはいくつかの線維が含まれ，中間径フィラメントやアクチンフィラメントなどが代表である。これらのフィラメントは細胞骨格として働き，細胞の形状の維持や，細胞運動や物質の輸送に関係する。

プロトフィラメント
α-チューブリンとβ-チューブリンが1個ずつ規則正しく直線上に重合した線維。プロトフィラメントがらせん状に11～16本集まり管を形成したものが微小管である。細胞の主な微小管は，プロトフィラメントが13本集合してつくられる。

チューブリン
微小管を構成するたんぱく質。微小管では分子量約5万のα-チューブリンとβ-チューブリンがある。

アクチン
細胞骨格を形成する線維の一つであるアクチンフィラメントを形成するたんぱく質。骨格筋においてアクチンフィラメントは，ミオシンフィラメントとの相互作用により筋収縮を行う。アクチンは，分子量 42,000 の球状たんぱくで G- アクチン（G：globular）と呼ばれる。G- アクチンが重合し細い線維状の F- アクチン（F：filamentous，アクチンフィラメント）をつくる。

***用語解説は p. 18**

ビメンチン，ニューロフィラメント，ラミンなどである。

10　中心体

中心体は，核の近くに配置し，二つの互いに直交した中心小体と微小管形成に関係した微小管形成中心からなる。中心小体は三連微小管からなり，有糸分裂の際には紡錘装置の形成に関係している。

c 細胞の増殖・分化

細胞は，分裂することで増殖する。そして，増殖した細胞は，個々に構造的，機能的に変化する。これを分化という。

1　細胞周期

細胞周期は，短時間で行われる細胞分裂（有糸分裂）とその準備期間である間期に分けられる。さらに間期は，G_1 期，S 期，G_2 期の 3 期に分けられる（図1-12）。

- ・G_1 期：分裂期に形成された娘細胞が G_1 期に入ると，細胞は成長して体積が増加し，DNA の複製や RNA 合成に必要な酵素やたんぱく質の合成が行われる。G は，有糸分裂期と DNA 合成期との間（gap）という意味である。
- ・S 期：S 期には DNA 合成（複製）が行われる。通常は，染色体数で 2 倍体（$2n$）の DNA 量であるが，この時期には，DNA 量は 2 倍に増える。
- ・G_2 期：DNA の複製が終了し，次の有糸分裂が始まるまでの時期。細胞分裂に必要な RNA やたんぱく質が合成され，有糸分裂に必要な微小管なども合成される。DNA の複製エラーの修復が行われる。

◀33-18

2　細胞分裂◀

1 個の細胞から 2 個の細胞に増えることを細胞分裂といい，身体を構成している体細胞で行われる体細胞分裂と生殖細胞（卵子と精子）で行われる減数分裂の 2 通りの方法がある。

体細胞分裂では，1 個の母細胞（細胞分裂前の細胞）が 1 回細胞分裂することに

*用語出現は p. 17
ミオシンフィラメント*
アクチンフィラメントとともに筋収縮に関係するたんぱく質。重鎖と軽鎖の合計 6 本からなる複合体。トロポニン（筋収縮に不可欠なたんぱく質の複合体）に Ca^{2+} が結合するとトロポミオシン（アクチンフィラメントの働きを調節するたんぱく質）がアクチンフィラメントから離れる。そこで露出したアクチンフィラメントとの結合部位とミオシンフィラメントが結合し，ミオシンフィラメントが ATP を分解し，そのエネルギーを使ってアクチンフィラメントをずらして筋収縮を行う（p. 10，表 1 - 8 参照）。

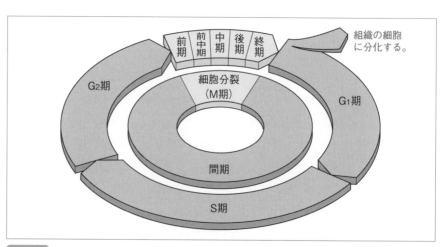

図1-12　細胞周期

よって 2 個の娘細胞（細胞分裂後の細胞）ができる。一方, 減数分裂では, 1 個の母細胞が連続して 2 回細胞分裂することによって 4 個の娘細胞ができる。

体細胞分裂と減数分裂はともに, 染色体を両極に牽引する紡錘糸が出現する有糸分裂である。

●**体細胞分裂**　　前期, 前中期, 中期, 後期, 終期の 5 段階の過程に分けられる。各段階での細胞は**図1-13**のように変化していき, 細胞分裂が終了すると, 再び間期となる。

●**減数分裂**　　減数分裂は, 生殖細胞（卵子と精子）でみられる細胞分裂様式で, 細胞の染色体数が 2 倍体（$2n$）から半数体（n）に減少する細胞分裂である。その過程で, 染色体の乗り換えと遺伝子の組み換えが生じ, 遺伝子の多様性が生み出される。減数分裂の過程は, **図1-14**のように第一減数分裂, 分裂中期, 第二減数分裂からなり, 第一・第二減数分裂は体細胞分裂と同様に, 前期, 前中期, 中期, 後期, 終期の 5 段階に分けられる。

身体構成成分

1 身体構成

身体は, 多数の元素や化合物から構成されている。身体のほとんどは酸素, 炭素, 水素, 窒素などでつくられているが, ミネラルのように極めて微量でも重要な働きをしている元素もある。種々の元素の結合からつくられる化合物も, 生命活動の営みや身体機能を果たす上で重要な構成要素となっている。

1 身体の構成元素

身体は, 主に酸素, 炭素, 水素, 窒素の 4 種類の元素で構成される（**表1-14**）。この 4 元素で身体の重量の 96.4% を占める。これらの元素は, 種々の方法で結合し, 水, たんぱく質, 脂質, 糖質, 核酸など, 身体を構成する多数の化合物をつくる。

●**金属元素**　　この 4 種類の元素以外の各種の金属元素も, 身体を構成する要素として重要である。金属元素は, 多量金属元素と微量金属元素に分けられる。多量金属元素はカルシウム, カリウム, ナトリウム, マグネシウムなどであり, 微量金属元素は鉄, 亜鉛, マンガン, 銅, モリブデン, クロムなどである。

・カルシウム, リン, マグネシウム, フッ素：骨, 軟骨, 歯などの成分。

・ナトリウム, カリウム, カルシウム, 塩素, マグネシウム, リンなど：体液や細胞の浸透圧をつくり, 神経や筋に静止膜電位や活動電位を発生させる。

・カルシウム, 鉄, 銅, マンガン, マグネシウム, セレン, 亜鉛, コバルトなど：酵素（金属酵素）の補助因子。

・ヨウ素：ホルモンの構成成分（甲状腺ホルモン）。

・鉄：ヘモグロビンの構成成分（ヘム鉄）として酸素と結合。

・亜鉛：欠乏すると, 味覚障害を起こすことが知られている。

2 身体の化学組成

身体の主な有機物（炭素を含む化合物）は, 糖質（炭水化物）, 脂質, たんぱく質,

浸透圧
半透性の膜を挟んで, 同じ液面の溶媒（溶液の成分中, 最も多量に存在する成分）だけの液体と溶液（ある物質が液体中に均一に溶けている）がある場合, 溶媒が溶液のほうへ移動して液面の差を生じる。この液面の差に相当する圧力のことをいう。

静止膜電位
細胞において, 細胞膜を挟んで細胞内と細胞外に電位差があること。この発生の原因として, 細胞内と細胞外とでイオン組成が異なっていることがある。つまり, 細胞膜に存在する Na^+-K^+ ポンプ（Na^+-K^+ ATPase）の働きにより, 細胞内には K^+ が多く, 細胞外には Na^+ が多い (p. 133 参照)。

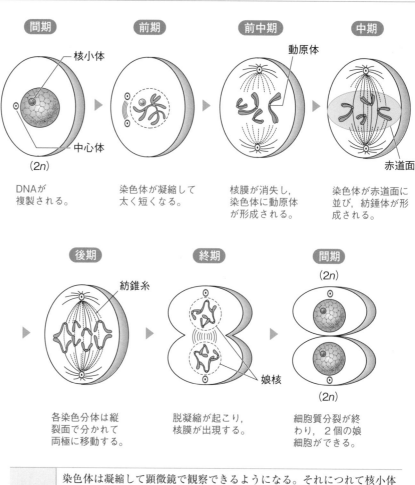

前　期	染色体は凝縮して顕微鏡で観察できるようになる。それにつれて核小体は消失し，それぞれの染色体は2列に分かれて染色分体となる。中心体もまた二つに分かれてそれぞれが中心小体と微小管形成中心になって細胞の両極に移動する。染色体のセントロメアの部分に，微小管の形成中心である動原体が形成される。
前中期	核膜が消失し，前中期に入る。各染色体は無秩序に配列しているが，紡錘体微小管は，各染色体の動原体に接続して染色体が整列するのを助ける。
中　期	新たに複製された染色体が，紡錘体の赤道上に整列した時点から中期に入る。中期は染色体が最も凝縮し，赤道面に整列する時期である。それぞれの染色分体は赤道面に平行に配列し，動原体に接続した紡錘体微小管はそれぞれの極に向かって放射状に位置する。
後　期	各染色分体が分離して赤道面から細胞の両極に移動する。その際，動原体に接続した紡錘糸が各極に向かって引っ張られるように見えるが，これは微小管が動原体側で脱重合しているためと考えられている。細胞には，分裂溝が出現し始める。
終　期	各染色体対が両極に達し，染色体では，クロマチン（p.51，図2-25）への脱凝縮が起こる。核小体もやがて出現して核と核膜の再形成，紡錘糸の消失が生じる。次いで，細胞質を等しく二つに分裂させる細胞質分裂が起こり，2個の同一の細胞が生まれる。

セントロメア
染色体の長い部分（長腕）と短い部分（短腕）の間にあり，分裂期に動原体（紡錘糸が結合する部分）となる染色体の細くくびれた部分のこと。染色体のほぼ中央にみられるのでこのように呼ばれる。

脱凝縮
細胞分裂時には，DNAとヒストンなどのたんぱく質が数珠状に折りたたまれ，さらにその複合体がコイル状に折りたたまれるということを何度も繰り返す。これを凝縮といい，これにより，染色体が形成される。細胞分裂終期にはこの凝縮がほどかれる。これを脱凝縮といい，これにより核膜出現後に核内でクロマチンとなり，核質を形成する。

図1-13　**体細胞分裂の過程**

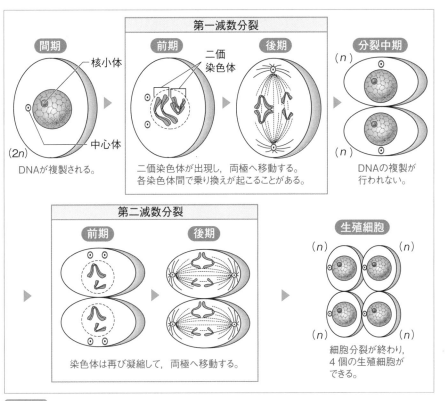

図1-14 減数分裂の過程
注）第一減数分裂と第二減数分裂の前中期，中期，終期は省略している。

表1-14 人体の元素組成

元素名	元素記号	体内存在比（%）	体重70kg当たりの重量（g）	元素名	元素記号	体内存在比（%）	体重70kg当たりの重量（g）
酸　素	O	65	45,500	フッ素	F	0.0037	2.59
炭　素	C	18	12,600	亜　鉛	Zn	0.0033	2.31
水　素	H	10	7,000	ケイ素	Si	0.0029	2.03
窒　素	N	3.4	2,380	マンガン	Mn	0.0002	0.14
カルシウム	Ca	1.5	1,050	銅	Cu	0.0001	0.07
リ　ン	P	1.0	700	セレン	Se	0.00002	0.014
カリウム	K	0.28	196	ヨウ素	I	0.00002	0.014
イオウ	S	0.25	175	モリブデン	Mo	0.00001	0.007
ナトリウム	Na	0.17	119	ニッケル	Ni	0.00001	0.007
塩　素	Cl	0.16	112	クロム	Cr	0.000003	0.002
マグネシウム	Mg	0.05	35	コバルト	Co	0.000002	0.001
鉄	Fe	0.007	4.9				

核酸で，糖質や脂質は，身体の構成要素やエネルギーとして使われ，たんぱく質や核酸は，身体の構成成分や遺伝など生命活動にとって重要な働きを行っている。

　成人男性の体重の約55〜60％は水で，残りの約40％を糖質，たんぱく質，ミネラル，脂質が占める。一方，成人女性の全水分量は体重の約50〜55％と少ない。これらの化合物の構成比は，身体の各組織や成長過程でも異なっている。

2 生化学的方法の概要

　生体分子の機能や構造を調べるために，目的の分子を生体から分離・精製しなければならない。分離・精製の方法は，目的の分子の性質に応じて種々の方法が使用される。

1 身体の構成成分の分離・精製方法

　身体の構成成分のうち，脂質の分離・精製には，薄層クロマトグラフィー（TLC）やガス液体クロマトグラフィーが用いられる。

●**カラムクロマトグラフィー**　たんぱく質の精製によく使用される。カラムクロマトグラフィーには，陽イオンあるいは陰イオン交換樹脂をガラス管に詰めたイオン交換クロマトグラフィーがあり，たんぱく質の表面電荷の違いで分離できる。たんぱく質の分子量の違いで分離するゲル濾過クロマトグラフィーや，たんぱく質との親和性や特異的なリガンドとの結合を利用して分離するアフィニティークロマトグラフィーなどがある。

●**ポリアクリルアミドゲル電気泳動法（PAGE）**　簡便にたんぱく質の分離に使用される方法。ポリアクリルアミドゲルにたんぱく質試料をのせて高電圧をかけると，たんぱく質は電荷や分子量の大きさによって移動度が異なるので，目的のたんぱく質を分離できる。ポリアクリルアミドゲルにドデシル硫酸ナトリウム（SDS）で処理したたんぱく質をかけて電気泳動すると，たんぱく質は変性して一次構造を取るので分子量の差で分離できる。そのほか，DNAのように高分子の分子を分離する場合は，アガロースゲルを用いて電気泳動を行う（p.53参照）。

2 身体を構成する分子の構造決定方法

　たんぱく質の立体構造には，アミノ酸が配列した一次構造，水素結合などによる部分的に規則的な構造をもつ二次構造，ポリペプチド鎖全体の構造を示す三次構造，2本以上のポリペプチド鎖を含むたんぱく質の構造を示す四次構造などがある。これらのたんぱく質や酵素，DNAなどの立体構造の解析には，X線結晶構造解析，電子線解析，質量分析（MS），核磁気共鳴（NMR）分光法などが用いられる。

問題　次の記述について○か×かを答えよ。

ヒトの細胞内小器官 ··
1　リソソームでは，電子伝達系が行われる。
2　リボソームでは，加水分解が行われる。
3　滑面小胞体では，脂質の合成が行われる。
4　ゴルジ装置では，解糖系の反応が行われる。
5　滑面小胞体では，ATP の合成が行われる。

ヒトの組織 ··
6　尿管の内腔は，立方上皮で覆われている。
7　口腔粘膜は，円柱上皮である。
8　気管は，多列線毛上皮で覆われている。
9　喉頭蓋は，硝子軟骨である。
10　平滑筋細胞は，多核である。

ヒトの細胞の構造と機能 ···
11　細胞膜には，コレステロールが含まれる。
12　末梢血の赤血球内には，ミトコンドリアが含まれる。
13　iPS 細胞（人工多能性幹細胞）は，生殖細胞から作られる。
14　形質細胞は，ヒスタミンを分泌する。
15　細胞内の Na^+ 濃度は，細胞外の Na^+ 濃度より高い。

解説

1　×　リソソームでは，加水分解酵素により異物や不要物の分解が行われる。
2　×　リボソームでは，たんぱく質の合成が行われる。
3　○
4　×　ゴルジ装置では，たんぱく質の成熟や糖などの付加が行われる。
5　×　滑面小胞体では，脂質やステロイドの合成が行われる。

6　×　尿管の内腔は，移行上皮で覆われている。
7　×　口腔粘膜は，重層扁平上皮である。
8　○
9　×　喉頭蓋は，弾性軟骨である。
10　×　平滑筋細胞は，単核である。骨格筋は，多核である。

11　○
12　×　末梢血の赤血球内には，ミトコンドリアは含まれない。
13　×　iPS 細胞（人工多能性幹細胞）は，皮膚細胞など体細胞から作られる。生殖細胞から作られる万能細胞は，ES 細胞（胚性幹細胞）である。
14　×　形質細胞は，抗体を分泌する。ヒスタミンを分泌するのは，肥満細胞である。
15　×　細胞内の Na^+ 濃度は，細胞外の Na^+ 濃度より低い。逆に，細胞内の K^+ 濃度は，細胞外の K^+ 濃度より高い。

2 アミノ酸・たんぱく質・糖質・脂質・核酸の構造と機能

A アミノ酸・たんぱく質の構造・機能

人体を構成するたんぱく質の種類は 10 万種とも考えられており，それらは分解と合成を日々繰り返している（成人は 1 日に 1 ～ 2 ％の体たんぱく質が代謝回転する）。生きている限り体内のたんぱく質は合成と分解のバランスがとれた動的平衡状態にある。たんぱく質は DNA の情報に基づいて，20 種のアミノ酸がペプチド結合で連結されたものであり，それは，折れ曲がるなどして個々のたんぱく質特有の立体構造を形成している。一般に，構成アミノ酸の数が約 70 以上，分子量が約 1 万以上のものをたんぱく質，それ以下のものをペプチドという。

たんぱく質は，生命を維持する上で最も重要な生体成分である。それは単に生体の構造を維持するだけでなく，酵素・情報伝達・生体防御・代謝制御・物質の運搬と貯蔵などに重要な役割をもつためで，その機能発揮には，DNA に規定されたアミノ酸配列はもちろん，立体構造の維持が不可欠である。

a アミノ酸◀

アミノ酸は，カルボキシ基（-COOH）とアミノ基（-NH$_2$）をもつ化合物である。たんぱく質の基本構造は，アミノ酸のペプチド結合である。一つのアミノ酸のカルボキシ基と，もう一つのアミノ酸のアミノ基が脱水縮合してジペプチドとなり，この反応が繰り返されてポリペプチドとなる（p.30，図 2 - 3 参照）。

1 構造

プロリンを除く一般のアミノ酸は，α 炭素〔カルボキシ基が結合した炭素（C）で，2 位の炭素〕にアミノ基をもつので α-アミノ酸と呼ぶ。3 位の炭素にアミノ基が結合していれば β-アミノ酸，4 位に結合していれば γ-アミノ酸という。α-アミノ酸の α 炭素にはさらに水素原子（H）1 個と種々の側鎖が結合しており，水素原子を 2 個もつグリシン以外の α 炭素は不斉炭素である。これらグリシンを除くアミノ酸は光学的に活性な物質（光学異性体）であり，D 型と L 型の光学異性体が存在する。D 型と L 型の生物学的な相違は非常に大きく，地球上の生命体中のアミノ酸はほとんど L 型である（図 2 - 1）。

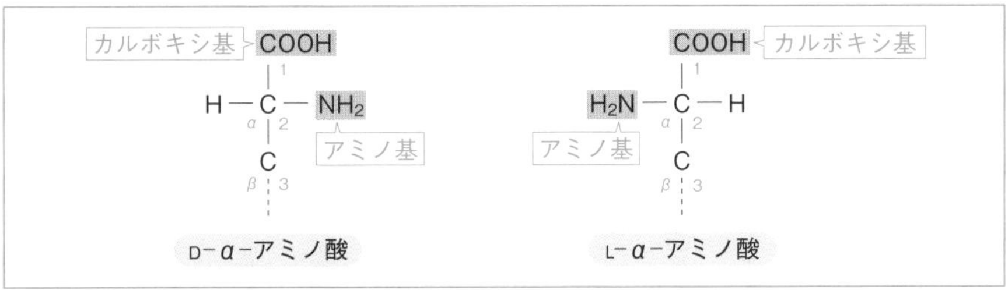

図2-1 α-アミノ酸の D，L 型

◀35-18
34-18

脱水縮合
二つの官能基（水酸基・カルボキシ基・アミノ基など）からそれぞれ一部分が分離し，それらが結合して小さな分子を形成して脱離する。それと同時に二つの官能基の残った部分同士が結合して新しい官能基を生成する反応を縮合反応と呼ぶ。このうち水分子（H$_2$O）が脱離する場合を脱水縮合という。

プロリン
イミノ基（> NH）をもつ α-アミノ酸。

側鎖
アミノ酸において，いわゆる R で表記する部分のこと（表 2 - 1 参照）。

不斉炭素
異なる 4 個の原子または原子団（基）が結合した炭素原子（C）。

光学異性体
一般的には，化学的・物理的性質は同じだが，互いに鏡像関係にあって重ね合わせることのできない原子構造（D 型，L 型）をもつ異性体（図 2 - 1 参照）。

加水分解
ある化合物が2個または
それ以上に分解するとき，水分子が分解しながら反応生成物に結合する変化。

② 種類

たんぱく質を**加水分解**すると，側鎖の異なる約20種類のアミノ酸が得られる。芳香環，複素環，イオウ，アミド，炭化水素，アルコール性水酸基などがその側鎖に含まれているので，側鎖の荷電状態や親水性，疎水性などの特徴から芳香族アミノ酸，脂肪族アミノ酸，含硫アミノ酸，分枝（分岐鎖）アミノ酸，酸性アミノ酸，塩基性アミノ酸などに分類される。アミノ酸の略号には3文字表記と1文字表記がある（**表2-1**）。3文字の略号から当該アミノ酸名は容易にわかるが，1文字表記は必ずしもアミノ酸名の頭文字ではないので注意を要する。

③ 性質（共通の性質）

分子内にアミノ基とカルボキシ基の両方をもつアミノ酸は一般に水に溶けやすく，アミノ基は $-NH_3^+$ に，カルボキシ基は $-COO^-$ にイオン化した状態を取り得る。このように分子内の両方の基が正負両電荷に解離するものを「両性イオン（双性イオン）」と呼び，水溶液中でこのような性質を示すアミノ酸などの化合物を「両性電解質」という。アミノ酸の水溶液のpHを酸性域に変化させるとアミノ酸分子は正に荷電し，逆にアルカリ性域では負荷電となる。正負の電荷が差し引きゼロとなるpHが存在し，そのときのpHをアミノ酸の等電点（pI）と呼ぶ（**表2-2**）。

なお，側鎖に酸性基（-OHなど）や塩基性基（$-NH_2$など）をもつアミノ酸の電荷は複雑に変化する。アミノ酸の**重合体**であるたんぱく質も両性電解質で等電点を有するが，一般にそのpHでは溶解度が最小となる。

重合体
ポリマーのことで，基本単位が反復した構造（結合して鎖状や網状になる）を指す。高分子。

ⓑ ペプチド

一つのアミノ酸のカルボキシ基とほかのアミノ酸のアミノ基から水分子が取れる脱水縮合（酸アミド結合）により，2個のアミノ酸が結合してジペプチドが形成される。トリペプチドは，アミノ酸3分子が同様にして縮合したものである。

① ペプチド結合の性質

アミノ酸と別のアミノ酸をつなぐ結合を**ペプチド結合**と呼ぶ（**図2-2**）。生体内で合成されるペプチドやたんぱく質は，DNAの遺伝情報に従って，最初のアミノ酸（N末端またはアミノ末端）のカルボキシ基（**図2-2**中のC）に，第2のアミノ酸のアミノ基（**図2-2**中のN）がペプチド結合でつながる。つまり，連続したアミノ酸のカルボキシ基側に次々と新たなアミノ酸がペプチド結合を繰り返して鎖長が伸び，ポリペプチドやたんぱく質となる。その結果，最後に結合したアミノ酸は**遊離**のカルボキシ基（C末端またはカルボキシ末端）をもつことになる。

一般に，ペプチド鎖を構成するアミノ酸の数が10程度のものをオリゴペプチド，20以上のものをポリペプチドと呼び，およそ70以上のアミノ酸残基からなる場合（分子量約1万）をたんぱく質というが，アミノ酸残基の数のみでポリペプチドとたんぱく質を区別することはない。例えば，プロタミン（アミノ酸：32～33）は低分子量のたんぱく質であるし，またたんぱく質モデルのポリアミノ酸をポリペプチドとは呼ばない。

遊離
アミノ酸においては，カルボキシ基が他の官能基と結合していない場合を遊離のカルボキシ基という。逆に，遊離のアミノ基も存在する。

表2-1　アミノ酸の種類

アミノ酸の種類（略号）	構造（R部分[*1]）・化学式	アミノ酸の種類（略号）	構造（R部分[*1]）・化学式
グリシン (Gly, G)	H $CH_2(NH_2)COOH$	フェニルアラニン (Phe, F)	$-CH_2CH(NH_2)COOH$
アラニン (Ala, A)	CH_3 $CH_3CH(NH_2)COOH$	チロシン (Tyr, Y)	$HO-\!\!\!\!\!-CH_2CH(NH_2)COOH$
バリン (Val, V)	CH_3-CH, CH_3 $CHCH(NH_2)COOH$	トリプトファン (Trp, W)	$-CH_2CH(NH_2)COOH$
ロイシン (Leu, L)	CH_2, CH, CH_3 CH_3 $CHCH_2CH(NH_2)COOH$	プロリン[*2] (Pro, P)	（全構造）
イソロイシン (Ile, I)	$H-C-CH_3$, CH_2, CH_3 $CHCH(NH_2)COOH$, C_2H_5	アスパラギン酸 (Asp, D)	CH_2, $COOH$ $HOOCCH_2CH(NH_2)COOH$
セリン (Ser, S)	CH_2OH $CH_2(OH)CH(NH_2)COOH$	グルタミン酸 (Glu, E)	$(CH_2)_2$, $COOH$ $HOOCCH_2CH_2CH(NH_2)COOH$
トレオニン (Thr, T)	$H-C-OH$, CH_3 $CH_3CH(OH)CH(NH_2)COOH$	リシン (Lys, K)	$(CH_2)_4$, NH_2 $H_2NCH_2CH_2CH_2CH_2CH(NH_2)COOH$
メチオニン (Met, M)	$(CH_2)_2$, S, CH_3 $CH_3SCH_2CH_2CH(NH_2)COOH$	アルギニン (Arg, R)	$(CH_2)_3$, NH, $C=NH$, NH_2 $HN=C(NH_2)NHCH_2CH_2CH_2CH(NH_2)COOH$
システイン (Cys, C)	CH_2, SH $CH_2(SH)CH(NH_2)COOH$	ヒスチジン (His, H)	$-CH_2CH(NH_2)COOH$
アスパラギン (Asn, N)	CH_2, C, O NH_2 $H_2NOCCH_2CH(NH_2)COOH$		
グルタミン (Gln, Q)	$(CH_2)_2$, C, O NH_2 $H_2NOCCH_2CH_2CH(NH_2)COOH$		

中性アミノ酸 — 脂肪族アミノ酸：分枝（分岐鎖）アミノ酸（バリン、ロイシン、イソロイシン）、ヒドロキシアミノ酸（セリン、トレオニン）、含硫アミノ酸（メチオニン、システイン）、酸アミドアミノ酸（アスパラギン、グルタミン）

中性アミノ酸 — 芳香族アミノ酸（フェニルアラニン、チロシン、トリプトファン）、イミノ酸（プロリン）

酸性アミノ酸（アスパラギン酸、グルタミン酸）

塩基性アミノ酸（リシン、アルギニン、ヒスチジン）

注）色文字の名称は不可欠アミノ酸。　[*1]アミノ酸の基本構造：　$COOH$ H_2N-C-H , R　　[*2]全構造を表示。

表2-2　アミノ酸の等電点（pI）

アミノ酸	等電点
グリシン	5.97
アラニン	6.00
バリン	5.96
ロイシン	5.98
イソロイシン	6.02
セリン	5.68
トレオニン	6.16
システイン	5.07
メチオニン	5.74
フェニルアラニン	5.48
チロシン	5.66
トリプトファン	5.89
アスパラギン酸	2.77[*1]
アスパラギン	5.41
グルタミン酸	3.22[*1]
グルタミン	5.65
アルギニン	10.76[*2]
リシン	9.74[*2]
ヒスチジン	7.59[*2]
プロリン	6.30

注）[*1] 酸性アミノ酸，[*2] 塩基性アミノ酸

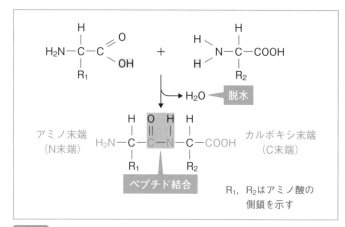

図2-2　ペプチド結合

◀36-26

2　生理活性ペプチド◀

生理活性
生体の生理的調節機能に
何らかの作用をもたらす
性質のこと。

　ペプチドホルモンをはじめとして，**生理活性**を有するペプチドが生体内で合成されている。低い血中濃度〔$10^{-9} \sim 10^{-12}$mol/L〕で機能を発揮する生理活性ペプチドは，細胞間情報伝達物質として重要なものが多い。

●**主な生理活性ペプチド**

・グルタチオン（γ-グルタミル・システイニル・グリシン）：遊離のチオール基（-SH 基）がその活性に不可欠なトリペプチド。

・還元型グルタチオン：肝臓や赤血球などで酸化還元反応や解毒作用に関与する。

・カルノシン：β-アラニンとヒスチジンのジペプチドで血圧降下作用が示唆されており，筋肉中に存在する。

・アンジオテンシンⅡ：血圧上昇作用を有するオリゴペプチド（構成アミノ酸の数：$n=8$）である。

　そのほかの生理活性ペプチド（ホルモン）には，**表2-3**のようなものがある。

◖c◗ たんぱく質

アミノ酸配列と高次構造 ●

　20種類のアミノ酸がペプチド結合で数多く縮合することにより構築されるたんぱく質は，単にアミノ酸が連続しただけの構造ではない。その配列順序（一次構造）はDNAの遺伝情報により厳密に規定されているほか，非常に複雑な高次構造を形成している。このことにより，個々のたんぱく質は独自の特徴的な機能を発揮でき

表2-3 生理活性ペプチド（ホルモン）

名　称	働　き
インスリン （A鎖 $n=21$，B鎖 $n=30$）	糖代謝にかかわる。主な標的組織は，筋，脂肪組織，肝である。
グルカゴン（$n=29$）	グリコーゲン分解を促進する。
バソプレシン（$n=9$）	下垂体ホルモンで，抗利尿作用をもつ。
オキシトシン（$n=9$）	乳汁放出，陣痛時の子宮収縮にかかわる。
甲状腺刺激ホルモン放出ホルモン（$n=3$）	視床下部ホルモンで，甲状腺刺激ホルモンの分泌を刺激する。
黄体形成ホルモン放出ホルモン（$n=10$）	視床下部ホルモンで，黄体形成ホルモンの分泌を刺激する。
ソマトスタチン（$n=14$）	成長ホルモンや消化管ホルモンの分泌を抑制する。
ガストリン（$n=17$）	消化管ホルモンで，胃酸分泌刺激作用をもつ。
コレシストキニン（$n=33$）	胆嚢収縮による胆汁酸分泌と膵酵素分泌にかかわる。
セクレチン（$n=27$）	膵臓からの炭酸水素イオン分泌を刺激する。

注）n：構成アミノ酸の数。

るのであって，この立体構造が壊れるとその機能は消失する。これを，たんぱく質の**変性**と呼ぶ（酵素では**失活**という）。

たんぱく質の立体構造は，一次構造，二次構造，三次構造，四次構造と分けて考えることができる（**図2-3**）。

1 一次構造

一次構造とは，たんぱく質を構成しているアミノ酸の配列順序のことである。ペプチド鎖中にシステイン残基が複数存在すると**ジスルフィド（S-S）結合**が形成され，**架橋構造**をとる場合もある。

・アミノ酸配列：通常左端に記すN末端のアミノ酸から右端のC末端のアミノ酸へ順に番号をつける。

2 二次構造◀

二次構造とは，さまざまなアミノ酸配列順序の一次構造をもつポリペプチド鎖が折りたたまれて，ポリペプチド鎖の主鎖の部分部分が側鎖構造に影響されることなく形成する，規則的な，しかし固有の立体構造モチーフである。

・二次構造の種類：主鎖中のペプチド結合に関与しているC＝O基のカルボニル酸素とNH基のアミド水素間の規則的な水素結合により生じる立体構造で，**αヘリックス**（3.6残基で1回転の右巻きらせん）構造や**βシート**（ひだ状）構造のほか，**βターン**構造などがある。

・二次構造の安定化：**共有結合**に比べてはるかに弱い**水素結合**や**ファンデルワールス力**などで安定化されているが，加熱やpH変化により容易にその構造は変化する。

二次構造では側鎖の空間的配置は考慮されない。絹に含まれている繊維状たんぱく質であるフィブロインはβシート構造に富んでいるし，αケラチンやフィブリノーゲンはαヘリックス構造の含量が高い。

架橋構造
たんぱく質などの高分子の主鎖間に形成される原子間の化学結合のこと。分子内架橋と分子間架橋がある。

◀33-19

共有結合
原子同士が互いの外殻電子を共有する安定した化学結合のこと。単結合，二重結合などがある。

水素結合
水素原子を介して生じる非共有結合の一つ。OH基，NH基などのプロトン（水素イオン）供与体とCO基などの電気陰性度の高いプロトン受容体の間に生じる水素結合である。

ファンデルワールス力
電荷をもたない中性な分子間において，電子雲（ある領域の電子密度の濃淡）の偏りによって生じる双極子（近距離にある大きさが等しい正と負の電荷）引力に起因する結合力のこと。

一次構造

DNAの遺伝情報により
アミノ酸が配列した状
態。一部でジスルフィ
ド（S-S）結合がみられ
る場合がある。

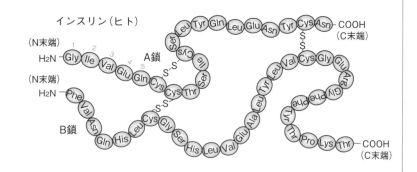

二次構造

ポリペプチド鎖の間の
ゆるやかな結合によっ
てつくられた立体構造。
右の2つの構造などが
ある。

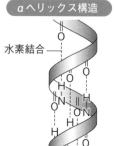

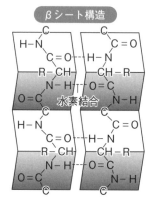

三次構造

二次構造のポリペプチド鎖は
複雑に折れ曲がり，ジスル
フィド（S-S）結合やイオン結
合などによって結合し，複雑
な立体構造をとる。

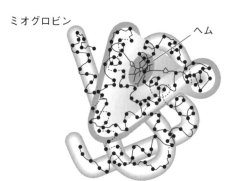

四次構造

三次構造のポリペプチド鎖が
複数集まったとき，その全体
の立体構造を四次構造という。

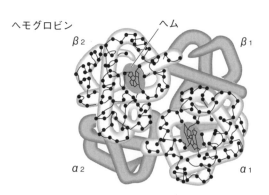

図2-3　たんぱく質の立体構造

③ 三次構造

　三次構造とは，規則的なαヘリックス構造やβシート構造がポリペプチド主鎖の不規則構造部分でさらに折りたたまれた構造である。つまり，ポリペプチド主鎖と側鎖の作用を合わせた立体構造である。

・三次構造の安定化：水素結合，**イオン結合**，**疎水結合**，ファンデルワールス力などの非共有結合のほか，ジスルフィド(S–S)結合で安定化されることもある。三次構造の特定の部分がそのたんぱく質の生理的機能と密接に関連する場合には，その部分をドメインと呼ぶ。

④ 四次構造

　複数のポリペプチド鎖が集まって，特定の空間的配置を取るたんぱく質が存在する。このような場合，おのおののポリペプチド鎖をサブユニットといい，サブユニットの集まったものをその数により2量体（ダイマー）や4量体（テトラマー）と呼ぶ。つまり，サブユニットが会合した構造体がたんぱく質の四次構造である。四次構造を形成することにより巨大なたんぱく質が構築できること，サブユニット相互間で生物活性の調節が可能になること，脂肪酸合成酵素複合体にみられるように高効率の反応が可能になることなどの利点があると考えられている。

　たんぱく質の分子構造は，常にゆらぎながらその構造を保ち機能を発揮している。このことは，酵素たんぱく質に基質や阻害物質が結合できることや，ヘモグロビンが酸素を結合・放出できることなどのたんぱく質の機能性と大きくかかわる。

たんぱく質の分類 ●

　たんぱく質は，構成要素，分子形状，生理機能によって分類される。

① 構成要素による分類

　たんぱく質を構成要素から分類すると，アミノ酸のみで構成されている単純たんぱく質とアミノ酸以外の特有な化合物が結合している複合たんぱく質に分けられる（**表2-4**）。

② 分子形状による分類

　たんぱく質を分子の形状から分類すると，球状たんぱく質と線維状たんぱく質に分けることができる（**表2-5**）。

イオン結合
Na^+とCl^-で構成されるNaClのように，陽イオンと陰イオンとが静電的相互作用（ある電荷をもった分子同士が引き合う現象）に基づいて形成される結合。

疎水結合
水分子との親和性が低い疎水性基が水溶液中で相互に集合することをいう。

表2-4　たんぱく質の構成要素による分類

単純たんぱく質	●アルブミン，グロブリン，グルテリン，コラーゲンなどの硬たんぱく質。 ●大半のたんぱく質はその表面に糖鎖構造をもつため，アルブミンなどの単純たんぱく質であっても少量の糖質を含む。
複合たんぱく質	●単純たんぱく質部分と補欠分子族と呼ばれる結合体から構成されている。 ・糖たんぱく質：γ-グロブリンやペプシンなど。 ・リポたんぱく質：脂質の血中輸送に関与する。 ・ヘムたんぱく質：ヘモグロビンやシトクロムcなど。 ・金属たんぱく質：フェリチンやヘモシアニンなど。 ・フラビンたんぱく質：FADをもつコハク酸デヒドロゲナーゼなど。 ・リンたんぱく質：カゼインなど。 ・核たんぱく質：ヌクレオヒストンなど。

表2-5 **たんぱく質の分子形状による分類**

球状たんぱく質	多くのたんぱく質や酵素たんぱく質などの球状たんぱく質の表面には親水性側鎖が多く，また内部に疎水性側鎖が集まる構造をとるため，水分子と接触する傾向が高い。
線維状たんぱく質	ミオシンやコラーゲン，ケラチン，エラスチンなどがあり，その大半は生体構造を維持する構造たんぱく質である。また，細胞接着にかかわるフィブロネクチンも構造たんぱく質に属する。

表2-6 **たんぱく質の生理機能による分類**

構造たんぱく質	生体構造を維持するコラーゲン，ケラチンなど	収縮たんぱく質	筋収縮に関与するアクチンやミオシンなど
酵素たんぱく質	生体内に数多く存在する生体触媒	防御たんぱく質	免疫グロブリンやフィブリノーゲンなど
輸送たんぱく質	ヘモグロビンのほか，血中のアルブミン，トランスフェリン，リポたんぱく質など	調節たんぱく質	ペプチドホルモン（インスリン，グルカゴン等），受容体，カルモジュリンなど
貯蔵たんぱく質	フェリチン，カゼインなど		

③ 生理機能による分類

たんぱく質をその生理機能から分類すると，**表2-6**のように分けられる。

B 糖質の構造・機能

誘導体
ある有機化合物（炭素を含む化合物）が，酸化還元，原子の置換，官能基の導入などにより改変された化合物のこと。

糖質とは，アルデヒド基（-CHO）またはケトン基（>C=O）と2個以上のアルコール性水酸基（-OH）をもち，3個以上の炭素（C）からなる分子とその誘導体およびそれらの脱水縮重合したものの総称である。また，$C_m(H_2O)_n$ の一般式で表されるので炭水化物とも呼ばれ，単糖類，少糖類，多糖類に分類される。栄養学でいう糖質とは，炭水化物のうちエネルギー源となるものを指す。

◀36-18 **ⓐ 単糖類**

単糖類とは糖質の最小単位であって，その構成炭素数により三炭糖（トリオース），四炭糖（テトロース），五炭糖（ペントース），六炭糖（ヘキソース），七炭糖（ヘプトース）などに分類される（**図2-4**）。

① アルドース・ケトース

単糖類は，分子内にアルデヒド基をもつアルドースと，ケトン基をもつケトースに分類できる。

・アルドース：アルドヘキソース（六炭糖），アルドペントース（五炭糖）など。
・ケトース：ケトヘキソース（六炭糖），ケトペントース（五炭糖）など。

単糖類はアルコール性水酸基を多くもち，水に溶けやすい。また，アルデヒド基やケトン基の高い反応性により**還元性**を示す。これらの理由で，単糖類からは糖アルコール，アミノ糖，ウロン酸など多くの誘導体が生じる。

還元性
還元とはある原子が電子を受け取る反応のことで，還元と酸化（還元の反対で電子を奪う反応）は共役，つまり連動して引き起こされる。そのうち，還元のしやすさをいう。

② 炭素数による分類

●**三炭糖，四炭糖** 三炭糖は炭素数3個からなる分子量が最も小さい糖質で，

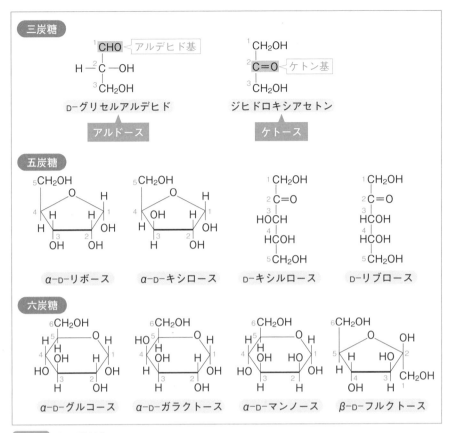

三炭糖

D-グリセルアルデヒド　　　　　ジヒドロキシアセトン

アルドース　　　　　　　　　　ケトース

五炭糖

α-D-リボース　　α-D-キシロース　　D-キシルロース　　D-リブロース

六炭糖

α-D-グルコース　　α-D-ガラクトース　　α-D-マンノース　　β-D-フルクトース

図2-4 主な単糖類

そのグリセルアルデヒド（アルドース）やジヒドロキシアセトン（ケトース）などの**リン酸エステル**が，**解糖系**の**代謝中間体**として重要である。

　四炭糖は炭素数4個からなる単糖類で，エリトロース（アルドテトロース）とエリトルロース（ケトテトロース）がある。これらのリン酸エステルは，ペントースリン酸回路（p. 102参照）の代謝中間体として存在している。三炭糖，四炭糖のいずれもその遊離型は天然に存在しない。

●**五炭糖**　　リボース，アラビノース，キシロース，デオキシリボース（デオキシ糖）（アルドペントース），リブロース，キシルロース（ケトペントース）などがある。リボースはRNAやATP，酸化型ニコチンアミドアデニンジヌクレオチド（NAD^+），酸化型ニコチンアミドアデニンジヌクレオチドリン酸（$NADP^+$）などの構成成分であるほか，そのリン酸エステルは糖代謝の代謝中間体である。2-デオキシ-D-リボースはDNAの構成要素である。キシロースは多糖類キシランの構成成分として，キシルロースはペントースリン酸回路の代謝中間体として重要である。

●**六炭糖**　　その重合体や**配糖体**の形で天然に広く分布し，エネルギー源として最も利用度の高い糖質である。グルコース，ガラクトース，マンノース（アルドヘキソース）やフルクトース（ケトヘキソース）は天然に存在するほか，ウロン酸

リン酸エステル
リン酸とアルコール性水酸基（例：糖質）との**エステル**結合などのこと。共鳴構造をもつため安定である。

エステル
酸とアルコールが脱水縮合（p. 25参照）によりできた化合物。

解糖系（解糖）
糖分解の代謝経路で酸素を必要としない経路。グルコースをピルビン酸あるいは乳酸まで分解する経路。

代謝中間体
物質が，ある化学反応により他の化合物へと変換されていく過程で産生される物質のこと。代謝の最終に生じる産物と区別するための呼び名。

配糖体
天然物の有機化合物（アグリコン）などに糖がグリコシド結合（p. 36参照）した誘導体。
O-グリコシドや*N*-グリコシドなどがある。

などの誘導糖（p. 35 参照）が多数存在する。

●**七炭糖**　　セドヘプツロース（ケトヘプトース）のリン酸エステルは，ペントースリン酸回路の代謝中間体である。

◀34-18　　### 3　異性体◀

●**不斉炭素**　　グリセルアルデヒドの 2 位の炭素に結合している四つの原子または基は，すべて異なっている。このように，四つの異なる原子または基と結合している炭素を不斉炭素という。また，この場合，二通りの光学異性体が存在することになる。例としてグルコースの構造を見てみると，2，3，4，5 位の 4 個の炭素が不斉炭素ということになる。さらに，5 位の不斉炭素に結合する –OH により D 型と L 型が決定される（図 2 - 5）。

Fischer（フィッシャー）投影
複数の不斉炭素原子をもつ化合物の立体構造を平面で表す方法。分子の軸を垂直にとり，H と OH 基を左右に書く。

●**D 型・L 型**　　Fischer（フィッシャー）投影によるアルドースの立体配置では，アルデヒド基の炭素を 1 位として順次番号を付し，アルデヒド基から一番遠い不斉炭素が D–グリセルアルデヒド（p. 33，図 2 - 4 参照）と同じ絶対配置の場合を D 型と定めている。ケトースの場合は，対応するアルドースの番号に順ずるので，ケトン基は通常 2 位にある。つまり，Fischer の式である鎖状構造において，アルデヒド基あるいはケトン基から最も離れた不斉炭素に結合する –OH が右側にあるときを D 型，左側にあるときを L 型とする（図 2 - 5）。なお，天然の糖質の大半は D 型である。

●**エピマー**　　グルコースの 4 位の不斉炭素に結合する –OH が左側に変わるとガラクトースに，グルコースの 2 位の –OH の向きが逆になるとマンノースになる。このように 1 つだけ –OH の向きが異なる関係（後述のアノマーを含まない）を，グルコースとガラクトース，グルコースとマンノースそれぞれの炭素について互いにエピマーであるという（図 2 - 5）。

4　構造

●**環状構造**　　炭素数が 4 個以上になると，単糖類は環状構造をとる。アルコール性水酸基に対してアルデヒド基あるいはケトン基が反応すると，それぞれ安定な分子内環状ヘミアセタールあるいはヘミケタール構造といった環状構造を形成する。このときアルドースでは新たに不斉炭素となった 1 位の炭素に，ケトースでは不斉炭素化した 2 位の炭素（どちらもアノマー炭素原子と呼ばれる）に，

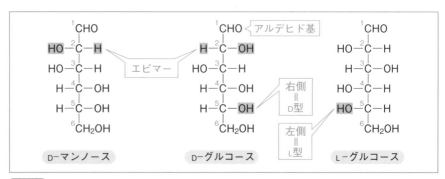

図2-5　糖の D 型・L 型とエピマー

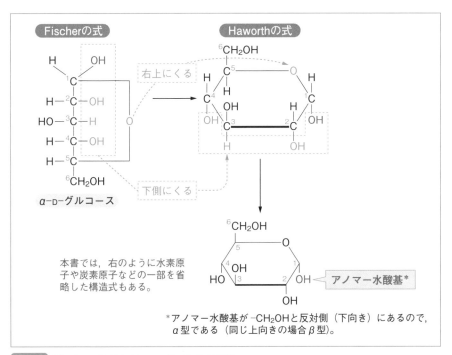

本書では，右のように水素原子や炭素原子などの一部を省略した構造式もある。

*アノマー水酸基が –CH₂OH と反対側（下向き）にあるので，α型である（同じ上向きの場合β型）。

図2-6 Fischer の式と Haworth の式の関係

新たなアノマー水酸基（グリコシド性水酸基，–OH）を生じる（図2-6）。

形成される環状構造が六員環（環員数が6）であればピラノースと呼び，それが五員環（環員数が5）の場合にはフラノースという。一般に，その安定性から六炭糖のグルコースなどのアルドヘキソースはピラノース構造を，フルクトースや五炭糖のリボースはフラノース構造をとる。

環状構造の立体配置は Haworth（ハースまたはハワース）の式で表記することが多い（p. 33，図2-4・図2-6 参照）。

●アノマー　糖が環状構造を形成することにより，アルデヒド基あるいはケトン基であった炭素が不斉炭素化する。その結果，アノマーと呼ばれる新たな立体異性体が生じる。

・Fischer の式の場合：アノマー水酸基が環を形成する O と同じ側にあるときをα，反対側にあるときをβとする（図2-7）。

・Haworth の式の場合：アノマー水酸基が番号の最も大きい不斉炭素に結合している置換基，例えばグルコースやフルクトースでは5位炭素に結合する –CH₂OH と環構造に対して反対側（下向き）にあるものをα，同じ側（上向き）にあるものをβと呼ぶ（図2-6）。

5 誘導糖

誘導糖とは，化学構造が一部変化した単糖類の誘導体である。化学変化する部分は分子内のアルデヒド基あるいはケトン基のほか，アルコール性水酸基である。誘導糖には，デオキシ糖，アミノ糖，ウロン酸，アルドン酸，糖アルコール，シアル酸などがある（図2-8，表2-7）。

環員数
環構造を構成する炭素や窒素原子などの数。

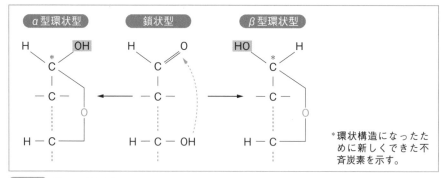

図2-7 糖の環状構造

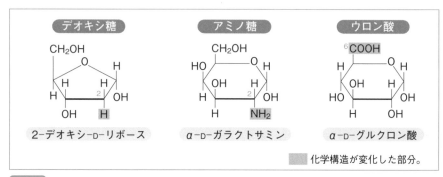

図2-8 主な誘導糖

表2-7 主な誘導糖

デオキシ糖	●2-デオキシ-D-リボース：2位の酸素が消失。 ●L-フコース：6位のデオキシ誘導糖。
アミノ糖	●ヘキソサミン：六炭糖のアミノ糖。 ●グルコサミン・ガラクトサミン：2位がアミノ化されており，それぞれ N-アセチルグルコサミン，N-アセチルガラクトサミンとして複合糖質に分類される。
ウロン酸	●グルクロン酸：グルコースの6位が酸化されてカルボキシ基となったウロン酸。解毒反応（グルクロン酸抱合）に関与する。 ●ガラクツロン酸：ペクチン質や糖たんぱく質の構成成分として働く。
アルドン酸	●アルドースのアルデヒド基が酸化されてカルボキシ基になることで生じる。 ●グルコン酸：グルコースの1位が酸化されてカルボキシ基に変化。
糖アルコール	●アルドン酸とは逆に，アルドースのアルデヒド基が還元されることで生じる。 ●グルシトール（ソルビトール）：グルコースの1位がアルコールにまで還元されて生じる。
シアル酸	●アミノ糖の一種であるノイラミン酸の N-アセチルあるいはグリコリル誘導体で，糖鎖の生理活性にかかわる。

b 少糖類

　一つの単糖類の1位炭素のアノマー水酸基（グリコシド性水酸基）と，ほかの糖のアルコール性水酸基が脱水縮合すると，還元性をもった二糖類（還元性二糖類）を生じる。この結合様式はグリコシド結合と呼ばれ，その繰り返しによりオリゴ糖

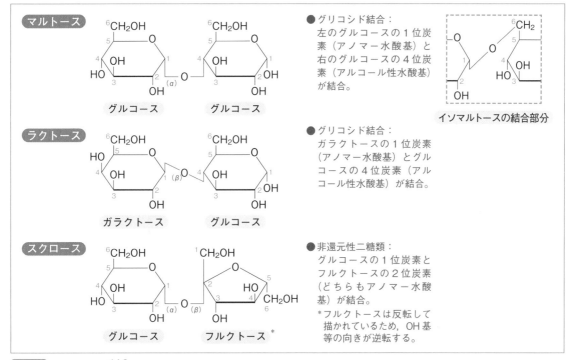

図2-9 主な二糖類[1,2]　　　　◀1 36-18，◀2 33-19

や多糖類ができる。しかし，スクロースのようにアノマー水酸基同士で形成された二糖類は還元性を示さない（非還元性二糖類）。主な二糖類とその特徴を次に示す（図2-9）。

●**マルトース（麦芽糖）**　　グルコースのアノマー水酸基がほかのグルコースの4位のアルコール性水酸基と脱水縮合，つまり，2分子のグルコースがα-1，4（グリコシド）結合したもので，還元性を有する。デンプンやグリコーゲンがαアミラーゼで分解されて生じる。マルトースは，マルターゼで分解されると，2分子のグルコースになる。イソマルトースは，同様にしてグルコースがα-1，6結合したもので，デンプンやグリコーゲンの分枝部分である。

●**ラクトース（乳糖）**　　ガラクトースのアノマー水酸基が，グルコースの4位のアルコール性水酸基とβ-1，4結合したもので，乳汁に含まれる。グルコースのアノマー水酸基が遊離状態にあるので，還元性を示す。ラクトースを分解するラクターゼは，β-ガラクトシダーゼである。

●**スクロース（ショ糖，サッカロース）**　　グルコースとフルクトースが，おのおののアノマー水酸基間で脱水縮合した非還元性二糖類である。スクロースを希酸と加熱すると，**転化糖**を生じる。スクロースはスクラーゼ（サッカラーゼ）で分解される。

C　多糖類[1] ....

多糖類とは，グリコシド結合で少なくとも10個以上の単糖が重合した高分子化

転化糖
酸または酵素によりスクロース（ショ糖）をグルコースとフルクトースに加水分解したもので，**旋光性**が右旋から左旋への逆転を伴うので転化と呼ばれる。このとき使用する酵素インベルターゼは，サッカラーゼあるいはβ-フルクトフラノシダーゼともいう。

旋光性
ある物質や溶液中を偏光（電場ベクトルが規則的な方向のみに振動する光）が通過したときにその振動面が回転する現象。

合物をいう。同一種類の単糖のみからなる多糖類を**ホモ多糖**（単純多糖）と呼び，デンプン，グリコーゲン，セルロースなどがある（**図2-10**）。一方，2種類以上の単糖から構成されている多糖類は**ヘテロ多糖**（複合多糖）と呼ばれ，植物由来のグルコマンナン，ペクチン質，寒天などのほか，動物組織由来のヒアルロン酸やコンドロイチンなどのグリコサミノグリカン（p.39参照）がその代表的な例である。

1 ホモ多糖

●**デンプン**　　穀類，いも類の貯蔵多糖で，いずれもグルコースからなる直鎖型の**アミロース**と，分枝（分岐鎖）型の**アミロペクチン**の混合物である。その混合比は植物によって異なり，植物固有のデンプン粒子が形成されることになる。

・アミロース：グルコースがα-1,4結合で鎖状に結合しており，分子量が16万から70万で，6個のグルコース単位を1巻きとしたらせん構造をとっている（**図2-10**）。ヨウ素-デンプン反応で鮮青色を呈する。

・アミロペクチン：アミロースの直鎖にα-1,6結合で分枝が多数生じたもので，分子量数十万から数百万の巨大分子となる（**図2-10**）。その枝分かれ構造のため，分枝同士が絡み合い粘性を有する。

　一般に，デンプンはアミロース10～20%，アミロペクチン80～90%で構成されているが，もち米デンプンはアミロペクチンがほぼ100%を占める。デン

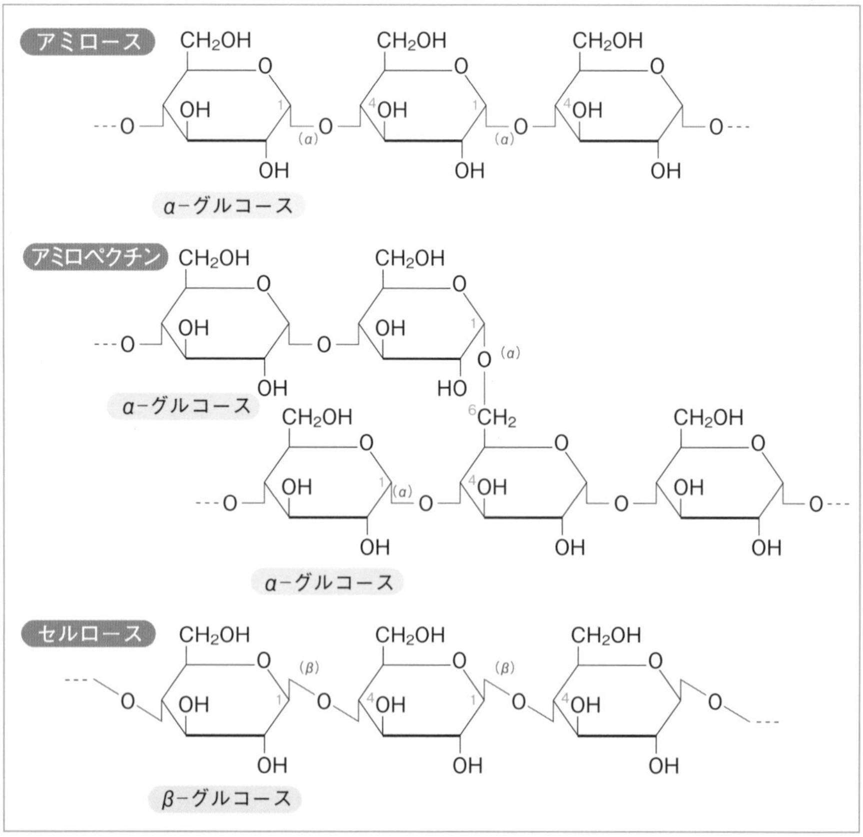

ヨウ素-デンプン反応
デンプンにヨウ素溶液（I_2-KI）を添加すると，デンプン-ヨウ素複合体が形成して発色する。アミロースは鮮青色，アミロペクチンは赤紫色，グリコーゲンは赤褐色となる。

図2-10　主な多糖類

プン粒子は層状構造であって，外側にアミロペクチンが，内部にアミロースが含まれている。

●**グリコーゲン**　動物の貯蔵多糖で，肝臓や筋肉に多い。グルコースからなる水溶性で，アミロペクチンに類似した構造であるが，グリコーゲンのほうが分枝の頻度は高い。

●**セルロース**　植物の細胞壁を構成しており，グルコースのβ-1, 4結合による（図2-10）。木材や，わらの50%程を占めるセルロースは，約1万個のグルコースが連結しているが，アミロースのようにらせんを巻かない。このことは，β-1, 4結合による重合体の特徴であって，セルロースはアミラーゼの酵素作用を受けない。食物繊維の一種でセルラーゼで分解される。

②　ヘテロ多糖（植物由来）

●**寒天**　紅藻類の細胞壁成分の酸性多糖で，アガロースとアガロペクチンの混合物である。アガロースはD-ガラクトースと3, 6-アンヒドロ-L-ガラクトースが交互に結合した鎖状分子で，アガロペクチンは硫酸基（$-SO_3^-$）を含む。

●**グルコマンナン（コンニャクマンナン）**　コンニャクイモの貯蔵多糖である。マンノースとグルコースがβ-1, 4結合で直鎖状に結合している。

●**ヘミセルロース**　植物細胞壁成分からペクチンを抽出した後，アルカリ溶液で抽出される。キシラン，マンナン，β-グルカンなどがある。

●**ペクチン質**　果実の細胞間に存在する。ガラクツロン酸からなるペクチン酸とペクチニン酸（ペクチン酸のメチルエステル），プロトペクチン（ペクチン酸とセルロースの結合体）を合わせてペクチン質と呼ぶ。

③　ヘテロ多糖（動物組織由来）◀

◀33-19

●**グリコサミノグリカン**　ヘテロ多糖のうち，アミノ糖を含む動物組織由来のものをいう。軟骨，皮膚，血管壁などの結合組織で，多くの場合，たんぱく質と結合してプロテオグリカンと呼ばれる複合体を形成している。

　アミノ糖を含む酸性多糖でムコ多糖とも呼ばれ，アミノ糖（ヘキソサミン）とウロン酸あるいはガラクトースからなる二糖を単位とした繰り返し長鎖構造を特徴とし，硫酸化されている場合もある。主なグリコサミノグリカンを示す。

・ヒアルロン酸：β-1, 3結合したグルクロン酸と*N*-アセチルグルコサミンの単位がβ-1, 4結合で交互に重合した直鎖状の高分子である（図2-11）。眼の硝子体，臍帯，関節液など広範囲に分布している。

・コンドロイチン：グルクロン酸と*N*-アセチルガラクトサミンがβ-1, 3結合で交互に重合しており，角膜に分布する。

・コンドロイチン硫酸：コンドロイチンの硫酸エステルで，軟骨，骨，腱などに含まれる。

そのほか，デルマタン硫酸，ヘパリン，ヘパラン硫酸などがヒトや動物組織に広く分布している。ヘパリンには血液凝固阻止作用がある。

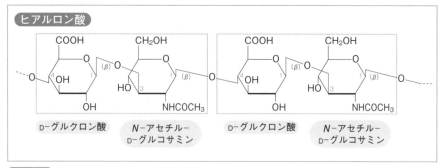

図2-11 複合糖質

d 複合糖質

生体内のヘテロ多糖はたんぱく質や脂質と共有結合しており，糖たんぱく質，プロテオグリカン，糖脂質に分類される。

●**糖たんぱく質**　たんぱく質に糖鎖が共有結合したものをいう。糖鎖は N-グリコシド型と O-グリコシド型に分類され，グルコサミン，ガラクトサミン，ガラクトース，マンノース，フコース，シアル酸など数種類の単糖が結合している。

　細胞表面には種々の糖たんぱく質が存在し，情報伝達などに関与する。また，免疫グロブリンなどの血液たんぱく質や分泌液に含まれるムチンも糖たんぱく質である。

・プロテオグリカン：糖たんぱく質のうち，グリコサミノグリカンとたんぱく質との共有結合物をいう。

●**糖脂質**（p. 45 参照）

C 脂質の構造・機能

脂質は極性の低い化合物で，分子中に長鎖脂肪酸または類似の炭化水素鎖をもち，生物体内に存在するか，または生物に由来するような物質と定義される。水にはほとんど溶けないが，有機溶媒（ヘキサン，エーテル，クロロホルム，ベンゼンなど）には溶解する性質をもった一群の物質である。

脂質は，次のように分類することができる。

・成分による分類：単純脂質，複合脂質，誘導脂質
・生体内での役割による分類：貯蔵脂質，構造脂質
・分子構造の相違点による分類：中性脂肪，リン脂質，スフィンゴ脂質，テルペン

a 脂肪酸

●**脂肪酸**（表 2‒8）　脂質を構成する脂肪酸はモノカルボン酸であって，その分子内に二重結合をもたない飽和脂肪酸と，二重結合をもつ不飽和脂肪酸とに大別される。

天然の脂肪酸の多くは偶数個の炭素で構築されており，短鎖脂肪酸（炭素数6

極性
分子内の正負電荷が不均等なこと。

複合脂質
多くはリンや窒素を含む脂質群で，脂肪酸による疎水性部分とリン酸と塩基に由来する親水性部分から形成されるため，両親媒性を示す。そのため，生体膜の構成成分として重要である。リン脂質，糖脂質，リポたんぱく質などがある。

誘導脂質
単純脂質や複合脂質の加水分解により生成される脂質。ステロイド核をもつステロイドや脂肪酸，炭素数20の脂肪酸から誘導されるエイコサノイド（イコサノイド）などがある。

◀37-18
36-21
33-19

モノカルボン酸
カルボキシ基(‒COOH)をもつ有機化合物をカルボン酸といい，そのうちカルボキシ基が1個のものをいう。

二重結合
化合物の中の二つの原子が二つの共有電子対（価標）で結ばれている結合。C＝C，C＝Oなど。二重結合を多くもつ脂肪酸は酸化されやすい。

表2-8 脂肪酸の種類と特徴

	名　称	区分または記号	化学式	所　在	融点（℃）
飽和脂肪酸	酪酸		$CH_3(CH_2)_2COOH$		−7.9
	ヘキサン酸（カプロン酸）		$CH_3(CH_2)_4COOH$		−3.4
	オクタン酸（カプリル酸）		$CH_3(CH_2)_6COOH$		16.7
	デカン酸（カプリン酸）		$CH_3(CH_2)_8COOH$	ヤシ油 ／ 乳・乳製品	31.6
	ラウリン酸		$CH_3(CH_2)_{10}COOH$		44.2
	ミリスチン酸		$CH_3(CH_2)_{12}COOH$		53.9
	パルミチン酸		$CH_3(CH_2)_{14}COOH$		63.1
	ステアリン酸		$CH_3(CH_2)_{16}COOH$		69.6
	アラキジン酸		$CH_3(CH_2)_{18}COOH$	落花生油	76.5
不飽和脂肪酸	パルミトレイン酸	$C_{16:1}$ （9）	$CH_3(CH_2)_5CH=CH(CH_2)_7COOH$	牛脂・豚脂	−0.5〜+0.5
	オレイン酸	$C_{18:1}$ （9）	$CH_3(CH_2)_7CH=CH(CH_2)_7COOH$	動植物油脂	12〜16
	リノール酸	$C_{18:2}$ （9, 12）	$CH_3(CH_2)_3(CH_2CH=CH)_2(CH_2)_7COOH$	サフラワー油，綿実油など植物油	−5.2〜−5.0
	α-リノレン酸	$C_{18:3}$ （9, 12, 15）	$CH_3(CH_2CH=CH)_3(CH_2)_7COOH$	なたね油，大豆油	−10〜−11.3
	アラキドン酸	$C_{20:4}$ （5, 8, 11, 14）	$CH_3(CH_2)_3(CH_2CH=CH)_4(CH_2)_3COOH$	魚介類の油	−49.5
	エイコサペンタエン酸（EPA）	$C_{20:5}$ （5, 8, 11, 14, 17）	$CH_3(CH_2CH=CH)_5(CH_2)_3COOH$		—

注）$C_{X:Y}$ で X は炭素，Y は二重結合の数を示し，（　）内はカルボキシ基から数えた二重結合の位置を表す。

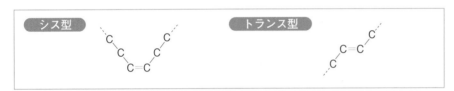

図2-12 脂肪酸二重結合のシス型とトランス型

以下），中鎖脂肪酸（炭素数 8 〜 12），長鎖脂肪酸（炭素数 14 以上）に分類できる。

> 補足　脂肪酸の炭素の数と名称：有機化学では炭素数 11 以上の脂肪酸を長鎖脂肪酸と呼ぶが，栄養学では炭素数 8，10，12 程度の脂肪酸を中鎖脂肪酸としている。なお，中鎖脂肪酸で構成される中鎖トリアシルグリセロール（MCT：Medium Chain Triglyceride）は，効率よくエネルギー源となるため，脂肪の消化・吸収障害がある場合の治療食品として重要である。

●**シス型・トランス型**（図 2-12）　脂肪酸の特徴は，二重結合の数と位置により大きく左右される。

・シス型脂肪酸：不飽和結合部の立体配置は，天然の脂肪酸のほとんどがシス型である。分子内の二重結合数が増えると，分子は折れ曲がって自由運動をしやすくなるため，融点が低下するほか，それを成分脂肪酸とする脂質の流動性が高まる。

・トランス型脂肪酸：不飽和脂肪酸を水素添加処理することにより生じる。マーガリンなどに含まれている。

●**一価不飽和脂肪酸・多価不飽和脂肪酸**　分子内に 1 個の二重結合を有する脂肪酸を一価不飽和脂肪酸，2 個以上の二重結合をもつ脂肪酸を多価不飽和脂肪酸

という。また，二重結合を4個以上含む場合には高度不飽和脂肪酸と呼ぶ。

多価不飽和脂肪酸は，その生合成経路をもとにn-3系，n-6系，n-9系など
に分けられる。n-x（nマイナスx）表記では，カルボキシ基と反対側（メチル基）
の炭素をn番目の炭素とし，xは初めて二重結合が現れる炭素番号をn炭素か
ら数えて示している。

- ・n-3系の主な脂肪酸：α-リノレン酸（18：3），エイコサペンタエン酸（EPA，
  イコサペンタエン酸，20：5），ドコサヘキサエン酸（DHA，22：6）など。
- ・n-6系の主な脂肪酸：リノール酸（18：2），アラキドン酸（20：4）など。
- ・n-9系脂肪酸：オレイン酸（18:1）は，ヒトの細胞内でパルミチン酸（16:0）
  から合成できる。しかし，不飽和化酵素が欠損しているため，主要なn-3系
  およびn-6系脂肪酸を合成することができない。

●**必須脂肪酸**　狭義には，生体にとって必須であることと必要量を満たすほど体
内で合成できないことから，α-リノレン酸，リノール酸，アラキドン酸を必須
脂肪酸（不可欠脂肪酸）と呼ぶ。また広義には，n-6系脂肪酸とn-3系脂肪酸
は体内で合成されないことから，「日本人の食事摂取基準（2020年版）」にもあ
るように必須脂肪酸としている。

●**エイコサノイド（イコサノイド）**　炭素数20の多価不飽和脂肪酸（アラキド
ン酸，EPA）から生体内で合成される生理活性物質で，プロスタン酸から誘導
されるプロスタグランジン，トロンバン酸を基本構造とするトロンボキサン，ロ
イコトリエンおよびリポキシンがある（**表2**-9，p.117 4-C-b参照）。

ⓑ トリグリセリド

1 トリグリセリド（トリアシルグリセロール）（図2-13）

脂肪酸とアルコールがエステル結合したものが，単純脂質である。アルコールが
グリセロールの場合，つまり，グリセロールの脂肪酸エステルをトリグリセリド（ト
リアシルグリセロール，トリグリセライド，中性脂肪）といい，1分子のグリセロー
ルに3分子の脂肪酸がエステル結合している。トリグリセリドは，動植物では脂
肪組織にエネルギーの貯蔵体として存在する。

> 補足）アルコールが長鎖（高級）アルコールの場合，その脂肪酸エステルをロウ（ワッ
> クス）と呼ぶ。また，アルコールがステロールの場合には，ステロールエステル
> という。動物の体内にはコレステロールエステルが存在する。

表2-9 **主要なエイコサノイドの生理活性**

	生理活性		生理活性
PGD$_2$	睡眠誘発	PGI$_2$	血小板凝集阻害，血管弛緩（血圧低下）
PGE$_2$	血管透過性の亢進，胃液分泌，腸管運動の亢進，免疫抑制	TXA$_2$	血小板凝集促進，血管収縮（血圧上昇）
PGE$_{2\alpha}$	子宮収縮，黄体退行，気管支収縮	LTB$_4$	白血球遊走性の亢進，白血球活性化

注）PG：プロスタグランジン，TX：トロンボキサン，LT：ロイコトリエン

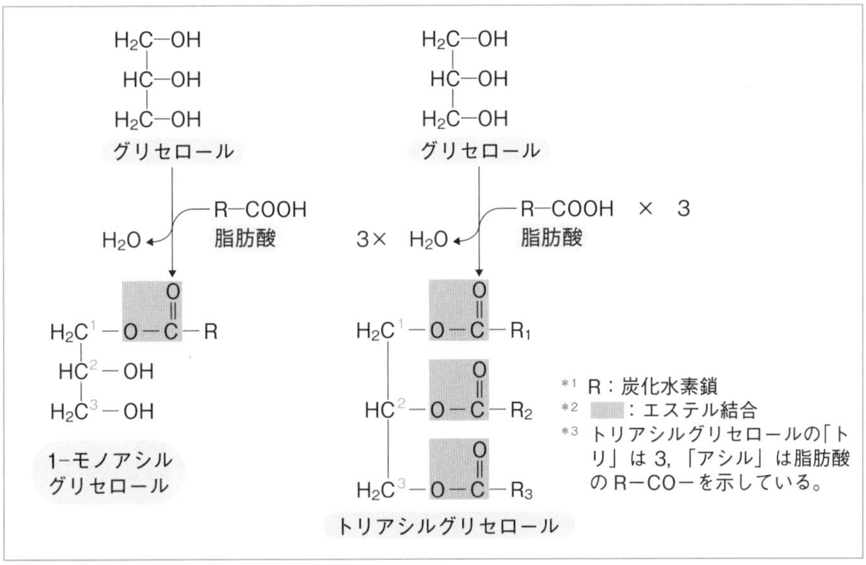

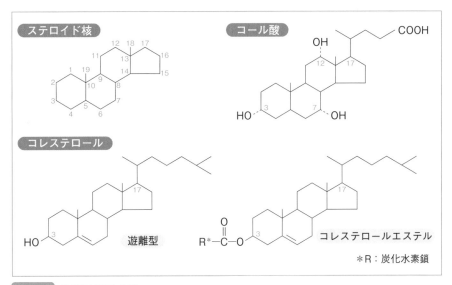

図2-13 中性脂肪（アシルグリセロール）の構造

図2-14 主なステロイド

c コレステロール

　コレステロールは，ステロイド核（骨格）をもつ化合物であるステロイドに含まれる（図2-14）。ステロイドにはそのほか，胆汁酸，プロビタミンD，ステロイドホルモン，シトステロールなどがある。また，コレステロールは，ヒト・動物組織に最も多く存在する代表的なステロールで，細胞膜や血漿リポたんぱく質の構成成分である。遊離型とエステル型コレステロール（コレステロールエステル）がある（図2-14）。

●胆汁酸　胆汁の主成分で，肝臓でコレステロールから合成される。胆汁酸の多

ステロール
ステロイドのアルコールの総称。コレステロール，エルゴステロールなど。

43

くはグリシンやタウリンと結合して，グリココール酸あるいはタウロコール酸となっている。ステロイド核は疎水性であるが，グリシンやタウリン部分は親水性であるので**界面活性作用**が強く，摂取した脂質を細かく分散させて消化・吸収を助ける。主な胆汁酸は，コール酸，デオキシコール酸，ケノデオキシコール酸，リトコール酸などである。

> **界面活性作用**
> 分子内に親水性部分と疎水性部分をもつ両親媒性物質を界面活性剤といい，少量で界面または表面の性質を変化させる作用のこと。例）水に溶解した界面活性剤は，ミセル（コロイド粒子）を形成し，乳化作用や可溶化作用などを示す。

●**プロビタミンD**　　紫外線照射により，7-デヒドロコレステロールはコレカルシフェロール（ビタミンD_3）に，エルゴステロールはエルゴカルシフェロール（ビタミンD_2）に変換される。

●**ステロイドホルモン**　　副腎皮質ホルモンやプロゲステロンなどのステロイドホルモンは，大部分がコレステロールから合成される。

●**シトステロール**　　綿実油や大豆油など植物性油脂に含まれているステロールで，遊離型または脂肪酸とのエステル型で存在する。シトステリンともいう。

◀35-19◀　**d　リン脂質**◀ ···

リン脂質は，脂肪酸とアルコール，リン酸残基からなる脂質である。アルコールがグリセロールの場合を**グリセロリン脂質**，スフィンゴシンの場合を**スフィンゴリン脂質**という。また，リン脂質のリン酸はマイナスの電荷をもつ。

●**グリセロリン脂質**（図2-15）　　グリセロール1，2位の水酸基に脂肪酸，3位にリン酸がエステル結合したものがホスファチジン酸である。グリセロリン脂質はホスファチジン酸の誘導体で，コリンが結合したものを**ホスファチジルコリン**（**レシチン**）と呼び，その他ホスファチジルセリン，ホスファチジルエタノールアミン，ホスファチジルイノシトールなどがある。なお，2位の脂肪酸が加水分解されて消失したリゾレシチンは強力な界面活性作用をもつ。

> **レシチン**
> 動植物の細胞膜の主要な構成成分で，胆汁にも含まれている。

> **酸アミド結合**
> 有機酸のカルボキシ基とアミンとが脱水縮合した結合。α-アミノ酸が連結する場合はペプチド結合と呼ぶ。

●**スフィンゴリン脂質**（図2-16）　　アミノアルコールであるスフィンゴシンのアミノ基に，脂肪酸が**酸アミド結合**したものをセラミドという。セラミドにリン酸と塩基が結合したものがスフィンゴリン脂質である。スフィンゴリン脂質は脳

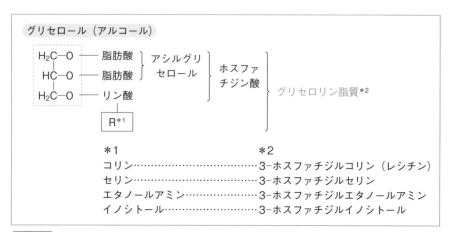

図2-15　グリセロリン脂質

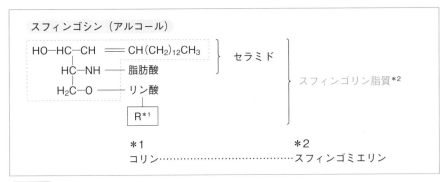

図2-16 **スフィンゴリン脂質**

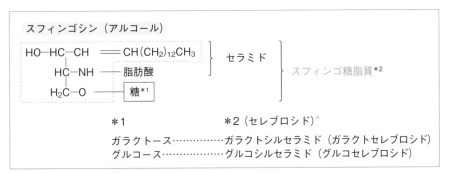

図2-17 **スフィンゴ糖脂質**
注）*セラミドに単糖（ガラクトースまたはグルコース）が結合したものをいう。

神経系表面膜の主要な構成成分である。

コリンが結合している場合をスフィンゴミエリンという。

e 糖脂質

その構成成分として糖を含み，スフィンゴ糖脂質とグリセロ糖脂質に分類される。

・スフィンゴ糖脂質：セラミドに糖が結合したもので，ガラクトースが結合した
ものをガラクトシルセラミド（ガラクトセレブロシド），または，単にセレブ
ロシドと呼び，脳灰白質に多く存在する（図2-17）。また，セラミドにヘキソー
ス，シアル酸，ヘキソサミンが結合したものをガングリオシドと呼ぶ。赤血球
表面にはスフィンゴ糖脂質の糖鎖が突き出しており，そのわずかな構造の相違
が血液型を決定する。

・グリセロ糖脂質：ジアシルグリセロールに糖が結合したもので，植物や微生物
に多く含まれている（高等動物ではスフィンゴ糖脂質が主である）。

> 脳灰白質
> 脳の表層を構成している
> 神経細胞が集合した大脳
> 皮質と呼ばれる部分。

D 核酸の構造・機能

a ヌクレオチド◀

◀37-19
34-19
33-20

核酸は，ヌクレオチド単位が多数重合して連なったポリヌクレオチド（図2-18）

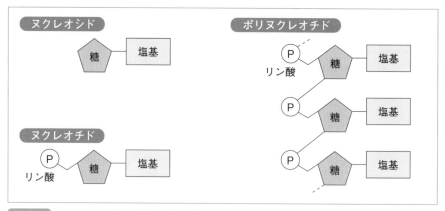

図2-18 ヌクレオチドと核酸の基本構造

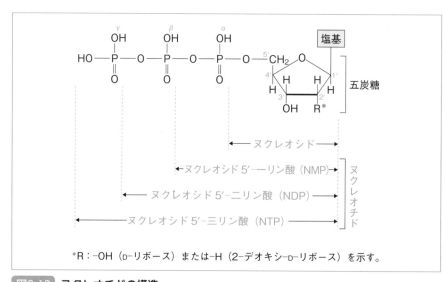

*R：−OH（D−リボース）または−H（2−デオキシ−D−リボース）を示す。

図2-19 ヌクレオチドの構造

である。核酸には，遺伝情報の保持を行っているデオキシリボ核酸（DNA）と遺伝情報の発現に関わるリボ核酸（RNA）がある。

ヌクレオチドは，五炭糖，有機塩基およびリン酸で構成される（**図2-19**）。五炭糖は，DNA には 2−デオキシ−D−リボース，RNA には D−リボースが使われる。

有機塩基
塩基の性質を示す有機化合物。多くは窒素原子を含むアミン類や環状の化合物。

◀33-20

b DNA ◂

DNA の構造を，**図2-20** に示す。

● **DNA の骨格**　DNA は，ひとつのデオキシリボヌクレオチド五炭糖の 5′炭素と，となり合うデオキシリボヌクレオチド五炭糖の 3′炭素がリン酸を真ん中に挟んだ二つのリン酸エステル（リン酸ジエステルと呼ぶ）で結ばれて，骨格を形成している。これにより 5′から 3′へ方向性を形成する。

● **二本鎖 DNA**　DNA は，2 本のポリヌクレオチド鎖が共通の軸の周りを右向きのらせん状に巻きついた二重らせん構造をもつ。このような DNA を，二本鎖DNA と呼ぶ。

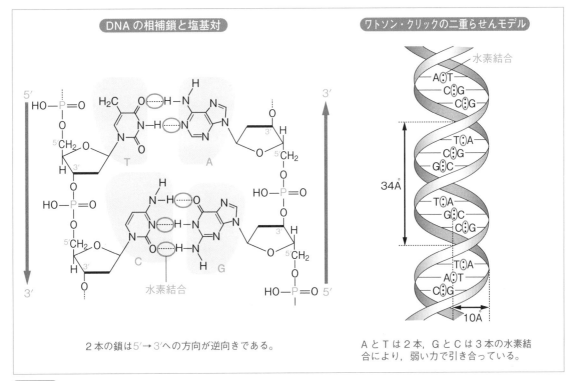

| DNA の相補鎖と塩基対 | ワトソン・クリックの二重らせんモデル |

2本の鎖は 5′→ 3′への方向が逆向きである。

A と T は 2本，G と C は 3本の水素結合により，弱い力で引き合っている。

図2-20 DNA の構造
注) P：リン，T：チミン，A：アデニン，C：シトシン，G：グアニン

　2本の DNA 鎖は，5′と 3′の方向性が逆向きで，2本の DNA 鎖間では，向き合う塩基同士の種類が決まっており，これは塩基対と呼ばれる。塩基対では，プリン塩基のアデニン（A）とピリミジン塩基のチミン（T），プリン塩基のグアニン（G）とピリミジン塩基のシトシン（C）が対を形成する。したがって，DNA に含まれるプリン塩基の合計数とピリミジン塩基の合計数は等しい。

● **DNA の変性**　　A と T の間では 2本，G と C の間では 3本の水素結合を形成し，2本鎖 DNA の構造を安定に保っている（**図 2 -20**）。熱や強アルカリで処理すると，塩基間の水素結合が切断されて一本鎖の DNA に解離する。これをDNA の変性と呼ぶ。

C RNA ◀

◀37-19
34-19
33-20

　RNA は，基本的には 1 本のポリヌクレオチド鎖である。核内で片方の DNA 鎖を鋳型として合成される。構成単位はリボヌクレオチドで，五炭糖に D-リボースを含む。有機塩基は，アデニン（A），グアニン（G）およびシトシン（C）は DNAと同じだが，RNA ではチミン（T）はウラシル（U）に置き換わる（**図 2 -21**）。

　RNA には，メッセンジャー RNA（mRNA，伝令 RNA），トランスファーRNA（tRNA，転移 RNA），リボソーム RNA（rRNA）の 3 種類がある。これらはいずれもたんぱく質合成に必要である。

● **mRNA**　　mRNA には DNA 上にある遺伝情報が転写（p.54）されている。

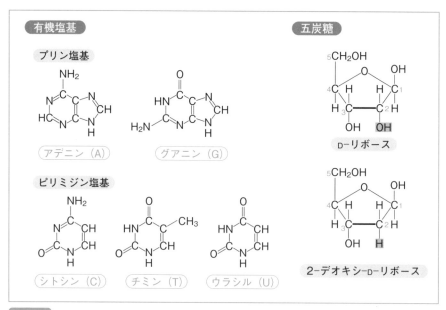

図2-21　ヌクレオチドの構成成分

核内で合成されるが，核膜孔を通って細胞質に輸送され，リボソームでたんぱく質合成の鋳型となる。

● **tRNA**　　tRNA は 1 種類ではなく，たんぱく質を構成する 20 種類のアミノ酸に対応して存在する。アミノ酸と結合してアミノアシル-tRNA となり，リボソームにアミノ酸を運搬する。tRNA はクローバーの葉型構造をした小型の RNA で，mRNA のコドンと呼ばれる塩基配列に相補的に結合する。つまり，遺伝暗号を識別できるアンチコドンと呼ばれる塩基配列をもつため，遺伝情報に合致したアミノ酸を提供できる（**図 2-22**）。

　　たんぱく質合成の過程では，アデノシン 5′-三リン酸（ATP，p.65）のエネルギーを使って特定のアミノ酸が対応する tRNA に結合し，アミノアシル-tRNA を形成する。これはアミノ酸の活性化と呼ばれ（**図 2-23**），アミノアシル-tRNA のアミノ酸は，ペプチド結合を形成するのに必要なエネルギーを獲得したことになる。

● **rRNA**　　核小体で合成され，多くのたんぱく質と結合してリボソーム（p.16）を形成し，細胞質に輸送される。リボソームは，たんぱく質合成の場となる。rRNA は，細胞内に存在する RNA の約 90％を占める。**真核細胞**では，リボソームに小サブユニット（40S サブユニット）と大サブユニット（60S サブユニット）があり，両者が結合してたんぱく質合成の場となる 80S リボソームを形成する。

真核細胞
核膜によって仕切られ，細胞質と区別できる核構造をもつ細胞。

d 遺伝情報の伝達と発現 ⋯⋯⋯⋯⋯⋯⋯⋯⋯⋯⋯⋯⋯⋯⋯⋯⋯⋯⋯

1 遺伝子

DNA 上で遺伝情報を含む部分を遺伝子（gene）と呼ぶ。

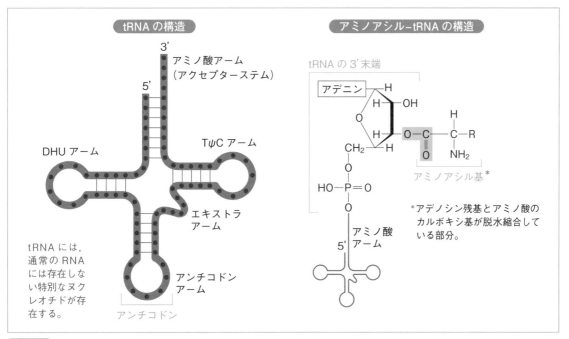

図2-22 トランスファー RNA（tRNA）とアミノアシル -tRNA の一般構造
注）R：アミノ酸側鎖，DHU：ジヒドロウリジンアーム，TψC：リボチミジン（T），プソイドウリジン（ψ），シチジン（C）

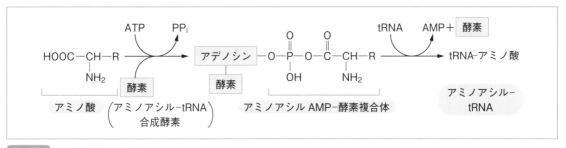

図2-23 アミノ酸の活性化
注）ATP：アデノシン 5′-三リン酸，PPi：ピロリン酸，AMP：アデノシン 5′-一リン酸

　ヒトの遺伝子は 2 万個余りとされており，ゲノム全体（30 億塩基対）の約 30%
である。しかし，たんぱく質をコードする DNA は全ゲノムの数%である。

● **遺伝情報**　　塩基の並び，すなわち塩基配列により表されている。ほ乳動物の遺
　伝子と転写調節（p.54 参照）の機序は複雑で，転写開始点の指定や転写の効率
　に関係する<u>プロモーター</u>（真核生物では TATA ボックスなどを含む，p.55 参照），
　転写を調節する<u>調節領域</u>および<u>構造遺伝子</u>で構成される。

● **構造遺伝子**　　mRNA に写しとられる部分であり，たんぱく質の一次構造，す
　なわちアミノ酸配列が指定されている。

　・コード：アミノ酸配列を指し示すことをいう。真核細胞では，構造遺伝子はア
　　ミノ酸配列をコードしている<u>エクソン</u>と呼ばれる領域と，アミノ酸配列をコー
　　ドしていない，つまりアミノ酸に翻訳されない部分である<u>イントロン</u>（介在配

真核生物
真核細胞をもつ生物群の
こと。

列）が交互に並んだ構造をもつ（p. 56，図 2-31 参照）。エクソンに比べてイントロン領域のヌクレオチド数は，はるかに多い。

　　アミノ酸配列はコードしないが，tRNA あるいは rRNA の塩基配列を指定する遺伝子も構造遺伝子と呼ばれる。

2　ゲノム

　　核に存在する半数体の染色体（1 本の染色体）あるいはそれに含まれる DNA 全体を呼ぶ。常染色体は 2 本のゲノムが対で存在する。染色体は，1 本の線状二本鎖 DNA にたんぱく質が結合したクロマチン構造で存在する。ヒトのゲノムサイズ（塩基対数）は，半数体染色体（ハプロイド，染色体の構成 1 セット）当たり約 30 億塩基対である。

◂37-19
33-18

3　染色体 ◂

　　遺伝子の本体は DNA で，細胞核内に存在する DNA は遺伝子 DNA と呼ばれる。真核生物の DNA は大腸菌の遺伝子 DNA とは異なり，線状の二本鎖 DNA で末端にテロメアが存在する。細胞内には，遺伝子 DNA 以外にミトコンドリア DNA も存在する。ミトコンドリア DNA は，母親に由来する。

ミトコンドリア DNA
ミトコンドリアマトリックスに存在する DNA。ミトコンドリア内の一部のたんぱく質の遺伝情報を含んでいる。多くのたんぱく質は，核の DNA でコードされている。

●**テロメア**　　ヒトでは，22 対（1 〜 22 番染色体，合計 44 本）の常染色体と 2 本の性染色体（X 染色体と Y 染色体）が存在する。男性は XY，女性は XX である。染色体の両端には，繰り返し配列（反復配列）という特殊な構造をもつテロメアが存在する。体細胞分裂（DNA の複製）に伴いテロメア長は短縮する（図 2-24）。

●**クロマチン（染色質）**　　DNA がたんぱく質および RNA と結合して形成している複合体である（図 2-25）。このクロマチンを形成しているたんぱく質の大部分はヒストンだが，少量の非ヒストンたんぱく質も含まれる。細胞分裂期には，高度に凝縮したクロモソーム（染色体）を形成する。

●**ヌクレオソーム**　　クロマチンの構成単位のこと。ヌクレオソームでは，8 分子のヒストンからなる円盤状のコア（コアヒストン）に DNA が $1\frac{3}{4}$（1.75）回転巻きついて，DNA をコンパクトに収納するのを助けている（図 2-25）。さらに，

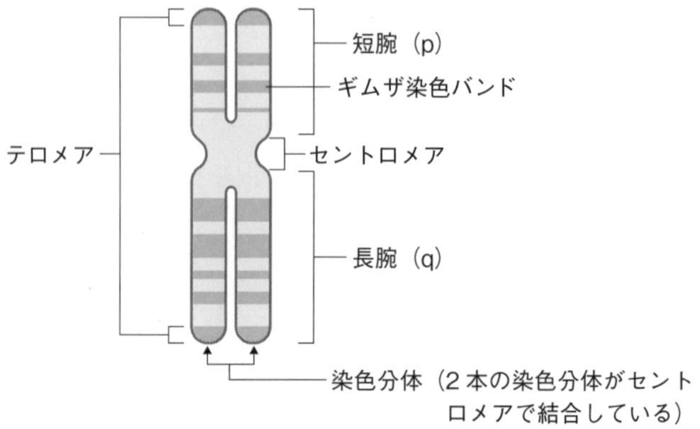

図2-24　ヒトの染色体（X 染色体）

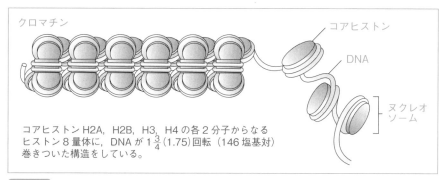

クロマチン
コアヒストン
DNA
ヌクレオソーム

コアヒストン H2A，H2B，H3，H4 の各 2 分子からなる
ヒストン 8 量体に，DNA が $1\frac{3}{4}$（1.75）回転（146 塩基対）
巻きついた構造をしている。

図2-25 **ヌクレオソームの構造**

表2-10 **ウシのヒストン分子種**

ヒストン	分子量	アミノ酸残基数	構成全アミノ酸量に対する割合(%)	
			リシン	アルギニン
H1	21,130	223	29.5	1.3
H2A	13,960	129	10.9	9.3
H2B	13,774	125	16.0	6.4
H3	15,273	135	9.6	13.3
H4	11,236	102	10.8	13.7

規則的に折りたたまれてクロマチン線維となり，最終的に超凝縮して染色体を形成する。

●**ヒストン**　ヒストン 8 量体はコアヒストンである H2A，H2B，H3，H4 の各2 分子からなる。ヒストンは，塩基性アミノ酸（リシン，アルギニン）を多く含むたんぱく質である（**表 2**-10）。

4 遺伝子組換え

　人工的な融合遺伝子（キメラ遺伝子）を作製する技術，すなわち遺伝子操作を遺伝子組換えと呼んでいる。DNA は，DNA 鎖同士を接続することが可能である。遺伝子組換えでは，**制限酵素**をハサミとして DNA を切断し，DNA リガーゼと呼ばれる酵素をノリ（糊）として用い，異種生物由来の遺伝子(DNA)同士を接続し，融合した遺伝子を作製する。例えば，ヒトの遺伝子（DNA）を大腸菌の遺伝子に接続して人工的な遺伝子を構築することが可能である。

制限酵素
核酸分解酵素の一種。二本鎖のDNAを切断する。

・制限酵素：微生物由来のエンドヌクレアーゼ（ポリヌクレオチド鎖の内部を切断する DNA 分解酵素）で，多くの酵素は DNA 鎖内の 4 ～ 7 塩基対（bp）の特定な塩基配列を認識して切断する（**表 2**-11）。

　制限酵素の種類によって，特異的な切断面が出現する。同じ切断面（突出末端では相補的末端）をもつ DNA 鎖同士は，DNA リガーゼの反応で連結が可能である。

5 遺伝子クローニング

　クローニング（クローン化）は，同一の DNA 分子の集団（これをクローンと呼ぶ）をつくることである。DNA の塩基配列を決定する場合や，大腸菌あるいは真核生物の細胞内で，特定のたんぱく質を大量につくらせる場合に用いられる。

表2-11 代表的な制限酵素

制限酵素	認識配列と切断位置	切断面（末端）	制限酵素	認識配列と切断位置	切断面（末端）
*Bam*HI	5'-G GATCC-3' 3'-CCTAG G-5'	5'突出	*Not*I	5'-GC GGCCGC-3' 3'-CGCCGG CG-5'	5'突出
*Bgl*II	5'-A GATCT-3' 3'-TCTAG A-5'	5'突出	*Pst*I	5'-CTGCA G-3' 3'-G ACGTC-5'	3'突出
*Eco*RI	5'-G AATTC-3' 3'-CTTAA G-5'	5'突出	*Sac*I	5'-GAGCT C-3' 3'-C TCGAG-5'	3'突出
*Hind*III	5'-A AGCTT-3' 3'-TTCGA A-5'	5'突出	*Sma*I	5'-CCC GGG-3' 3'-GGG CCC-5'	平滑
*Kpn*I	5'-GGTAC C-3' 3'-C CATGG-5'	3'突出	*Xba*I	5'-T CTAGA-3' 3'-AGATC T-5'	5'突出

注) G：グアニン，A：アデニン，T：チミン，C：シトシン

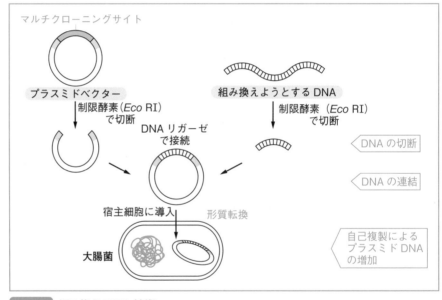

図2-26 組み換えDNA技術

●**ベクター**　　異種生物由来のDNAを接続した融合DNAを宿主細胞に導入し，大量のコピーをつくらせることができるDNAのことをいう。大腸菌の核外遺伝子であるプラスミドを人工的に改変したプラスミドベクターや，大腸菌に感染するファージベクターは代表的なものである。プラスミドベクターは，3,000～7,000個程度のヌクレオチドが連なった環状の二本鎖DNAで，切断して外来DNAを接続できる部位（マルチクローニングサイト）が組み込まれている。

　ベクターは，宿主細胞内で，自己複製により大量のコピーをつくることができる（図2-26）。

●**スクリーニング**　　クローンを作製するには，混在するDNAクローンの中から目的のクローンを選別する必要がある。この過程をスクリーニングと呼んでいる。

スクリーニングには，遺伝子ライブラリーと cDNA ライブラリーが用いられる。遺伝子ライブラリーは DNA の構造解析，cDNA ライブラリーは mRNA の構造解析に使われる。

● cDNA（コンプリメンタリー DNA，相補的 DNA）　mRNA を鋳型にして逆転写酵素により人工的に合成した DNA で，mRNA に相補的な塩基配列をもつ。cDNA には mRNA の遺伝情報，すなわち構造遺伝子のエクソン部分の塩基配列が含まれており，mRNA にコードされているたんぱく質の分子量やアミノ酸配列の推定に利用される。

逆転写酵素
RNA を鋳型にして DNA を合成する酵素。レトロウイルス（RNA を遺伝子としてもつ）に存在する。

DNA ポリメラーゼ
デオキシリボヌクレオシド三リン酸（dNTP）を基質とし，一本鎖の DNA を鋳型として相補鎖を合成する酵素。

6 DNA の塩基配列の決定（DNA シークエンシング）

遺伝子解析には，まず DNA の塩基配列を決める。塩基配列の決定には，DNA 合成の本来の基質である 4 種類のデオキシリボヌクレオシド三リン酸（dNTP）の構造類似体で，基質とはならないジデオキシリボヌクレオシド三リン酸（ddNTP）を用いるサンガー法が広く用いられている。その方法とは，解析を行う DNA を連結したプラスミドベクターのそれぞれの DNA 鎖を鋳型として，**DNA ポリメラーゼ**の反応により相補鎖を合成するというもので，次の通りに行う（**図 2-27**）。

① 4 種類の dNTP（dGTP，dATP，dTTP，dCTP）に，構造類似体である 4 種の ddNTP のうち，1 種類を適当量加えた反応液 1～4 を加える。

②本来の基質であるデオキシリボヌクレオシド一リン酸（dNMP）に置き換わって ddNMP が DNA 鎖に取り込まれると，それ以後の DNA 合成は停止する。その結果，1 塩基ごとに鎖長が異なる DNA の混合物が合成されることになる。

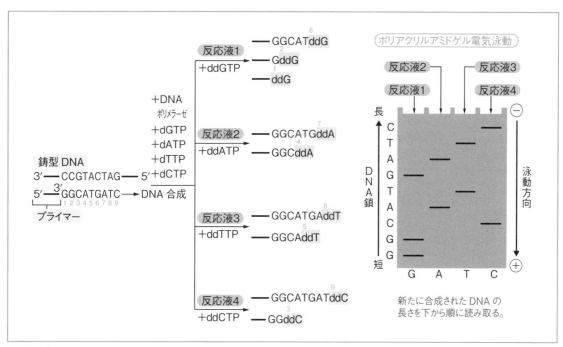

図2-27　サンガー法による DNA 塩基配列順序の決定
注）dGTP，d ATP，dTTP，dCTP：dNTP（デオキシリボヌクレオシド三リン酸），ddGTP，ddATP，ddTTP，ddCTP：ddNTP（ジデオキシリボヌクレオシド三リン酸）

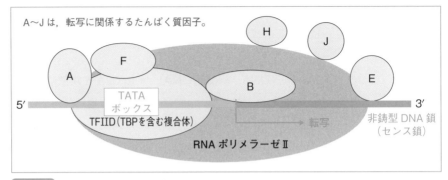

図2-28 真核生物の転写開始複合体の形成

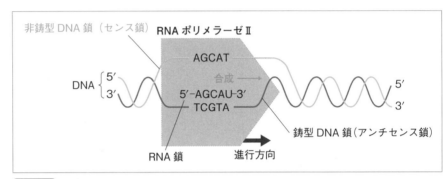

図2-29 転写の進行

ポリアクリルアミドゲル電気泳動
ポリアクリルアミド（アクリルアミドの重合体）のゲルを用いた電気泳動。この方法により，DNA，RNA などの核酸分子はマイナスの電荷をもつため陽極方向に移動し，さらに分子量の小さいものほど長く泳動され，尿素などにより直線状の一本鎖となり，その長さに応じて精密に分離される。すなわち，末端に特定の塩基をもつDNA 断片ではその長さに相当する位置にのみDNA が検出される。

蛍光標識
4種類の塩基に対応した波長の異なる蛍光色素で標識する方法。一つの検出系で一つの配列を読むことが可能。

プライマー
DNA ポリメラーゼがDNA を合成するときに使用するDNA 断片。DNA は部分的に二本鎖となり，その末端からDNA の合成が始まる。

◀36-19

③ DNA の合成終了後，**ポリアクリルアミドゲル電気泳動**で，DNA の鎖長に従ってDNA を分離し，^{32}P 標識（放射性標識）あるいは**蛍光標識**を手がかりとして検出し，**プライマー**に近い位置から順番に塩基の配列を読み取っていく。

7 転写

DNA から RNA を経てたんぱく質の合成に至る一連の遺伝情報の流れを，セントラルドグマ（中心命題）と呼ぶ。複製，転写，翻訳で構成される。

真核生物における転写は，DNA から mRNA を合成することを指す。

● **転写の過程** 鋳型鎖（アンチセンス鎖）と呼ばれる片方の DNA 鎖を鋳型として，相補的な配列をもつ RNA を合成することを転写と呼ぶ（図2-28，29）。鋳型鎖は，アンチセンス鎖とも呼ばれる。一方，非鋳型 DNA 鎖をセンス鎖（コード鎖とも呼び，U が T に変わる以外は RNA と同じ配列をもつ）と呼ぶ。mRNA では，DNA のチミン（T）はウラシル（U）に置き換えられる。

転写は，RNA ポリメラーゼⅡを中心とした分子装置により，細胞核内で行われる。まず，非鋳型 DNA 鎖（センス鎖）の転写開始点の約 30 ヌクレオチド（塩基対）5′方向（鋳型鎖では 3′方向）に存在する TATA ボックス（プロモーター領域）には，TATA ボックス−結合たんぱく質（TBP）を含む TFⅡD（転写因子）が結合する。このことにより，転写の中心となる RNA ポリメラーゼⅡが DNA に結合し，さらにいくつかのたんぱく質因子が結合して転写開始複合体が形成され，DNA 上の正確な位置から転写が開始される。

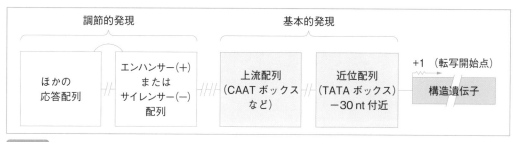

図2-30　遺伝子の構造モデル

注）転写開始点のヌクレオチドを＋1とし，それより上流（5′方向）のヌクレオチド（nt）はマイナス（－）として数える。

　転写は，一方のDNA鎖に4種類のリボヌクレオシド三リン酸が5′から3′方向へと連結し，その際ピロリン酸が遊離しリボヌクレオシド一リン酸と結合することで進行する（転写の伸長）。

　ヒトTリンパ好性ウイルスやヒト免疫不全ウイルスなどのRNAウイルスは，レトロウイルスと呼ばれ，逆転写酵素（RNA依存性DNAポリメラーゼ）をもつ。逆転写酵素はRNAを鋳型として，相補的な配列をもつ一本鎖DNAを合成する。

●**プロモーター領域**　プロモーターとは，mRNA合成（転写）の開始に関与するDNA上の特定領域の短い塩基配列のことである。基本的発現（転写）に関与するプロモーター領域には，TATAボックスやCAATボックスと呼ばれる特徴的な塩基配列が存在する（**図2-30**）。

・TATAボックス：真核生物の遺伝子にとって，転写の開始位置を決定する。RNAポリメラーゼが正しい位置から転写を開始するために必要である。TATAボックスをもたない遺伝子では，転写開始点の近傍の塩基配列がその役割を果たすと考えられている。

・CAATボックス：真核生物の遺伝子にとって，転写の頻度に関係する。CAATと類似の役割をもつ配列も多く認められている。

●**真核生物の転写速度**　ホルモンやその他の刺激で調節される。RNAポリメラーゼⅡによる転写速度の調節には，構造遺伝子の5′上流にある転写調節配列（シスエレメント）および転写調節配列に結合する転写調節因子（トランスエレメント）と呼ばれるたんぱく質因子がかかわっている。転写を高める調節配列をエンハンサー，逆に転写を抑制する配列をサイレンサーと呼ぶ（**図2-30**）。

●**mRNAの形成**　真核生物における転写では，構造遺伝子のすべての領域がRNAとして写し取られた一次転写産物（ヘテロ核RNA）が合成される。ヘテロ核RNAから成熟mRNAが形成される過程は，以下の通りである（**図2-31**）。

◀37-19 36-19

①キャップ構造・ポリA尾部の付加：ヘテロ核RNAに，キャップ構造と呼ばれる5′末端の修飾が行われる。次に，3′末端に150〜300個のAMPが連なったポリA尾部が付加され，mRNA前駆体が形成される。

②スプライシング：mRNA前駆体からイントロンの領域が切り捨てられ，エクソンだけがつなぎ合わされて成熟mRNAが完成する。この過程を，スプライ

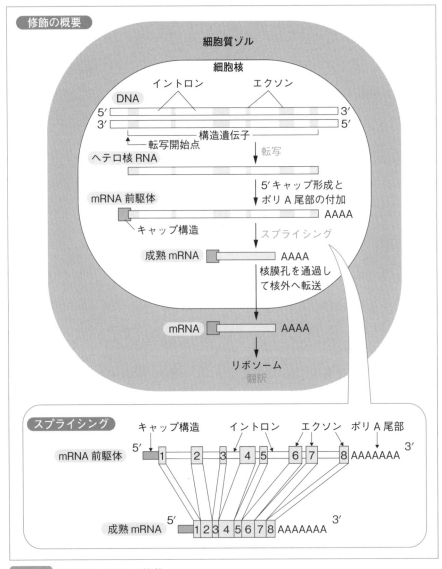

修飾の概要

細胞質ゾル

細胞核

イントロン　　　　エクソン

DNA

5′　　　　　　　　　　　　　　3′
3′　　　　　　　　　　　　　　5′

構造遺伝子

転写開始点　　　　　　転写

ヘテロ核 RNA

5′キャップ形成と
ポリ A 尾部の付加

mRNA 前駆体

AAAA

キャップ構造　　　　スプライシング

成熟 mRNA　　　　　　AAAA

核膜孔を通過し
て核外へ転送

mRNA　　　　　　AAAA

リボソーム

翻訳

スプライシング

キャップ構造　　イントロン　エクソン　ポリ A 尾部

mRNA 前駆体　5′ 1 2 3 4 5 6 7 8 AAAAAAA 3′

成熟 mRNA　5′ 12345678 AAAAAAA 3′

図2-31　**転写後の RNA の修飾**

シングという。

③ mRNA の核外への輸送：完成した核内の成熟 mRNA は，核膜孔を通過して
細胞質に輸送され，リボソームと結合してたんぱく質合成の鋳型となる。

◀33-20 **8　翻訳**

翻訳は，mRNA に転写された遺伝情報を基にアミノ酸を配列し，リボソーム上
でたんぱく質を合成することである。たんぱく質の合成は，mRNA とたんぱく質
の合成装置である 80S リボソームが結合して行われる。翻訳の過程は，開始段階，
伸長段階および終結段階の 3 段階よりなる（図 2-32）。

●**アミノ酸の配列**　mRNA は，連続する三つの塩基の並びで，20 種類のアミノ
酸を指し示す。これをコドン（遺伝暗号）と呼ぶ（表 2-12）。コドンは 64 通り
存在するが，うち三つを終止コドンと呼び，翻訳の終了を示す役割をもち，アミ

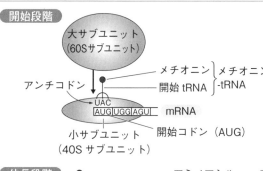

開始段階

大サブユニット
（60S サブユニット）

アンチコドン
メチオニン ｝メチオニン
開始 tRNA ｝-tRNA
UAC
AUG|UGG|AGU　mRNA
小サブユニット　開始コドン（AUG）
（40S サブユニット）

mRNA 上の開始コドン（AUG）が選択され，そこでリボソームの大小のサブユニットが会合し（60S サブユニット＋40S サブユニット＝80S サブユニット），開始複合体が形成される。

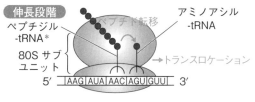

伸長段階
ペプチジル
-tRNA*
80S サブ
ユニット
ペプチド転移
アミノアシル
-tRNA
→トランスロケーション
5′ AAG|AUA|AAC|AGU|GUU 3′

アミノ酸一残基ずつ繰り返されるサイクル反応で，新たなアミノアシル-tRNA の結合→ペプチド鎖の伸長→リボソームの移動（トランスロケーション）が順次進行する。
*ペプチジル-tRNA：翻訳過程でアミノアシル-tRNA から順次アミノ酸を受け取り，ペプチドが結合した状態になっている tRNA。

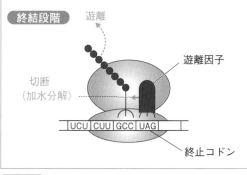

終結段階
遊離
切断
（加水分解）
遊離因子
UCU|CUU|GCC|UAG
終止コドン

遊離因子の結合によって合成されたペプチドが切り離され，リボソーム上の各因子が遊離し，再利用される。

図2-32　翻訳の概要

ノ酸は指定しない。

　メチオニン（Met）とトリプトファン（Trp）以外のアミノ酸は，複数のコドンをもつ。真核生物では，メチオニンのコドン（AUG）は，翻訳の開始とたんぱく質中でのメチオニンを示す遺伝暗号の両方に使われる。メチオニンを運ぶ tRNA には 2 種類あるため，翻訳の開始とたんぱく質中のメチオニンのコードは識別されている。

●開始段階　　mRNA 上の開始コドン（AUG）の位置で，リボソーム，メチオニン-tRNA および種々のたんぱく質因子からなる翻訳開始複合体が形成され，開始コドンと結合する。真核細胞のたんぱく質合成はメチオニンから始まるが，メチオニンは合成終了後に取り除かれる場合が多い。

●伸長段階　　リボソームは mRNA の 3′の方向に移動しながら mRNA 上にある遺伝暗号を読み取り，該当するアミノアシル-tRNA を集めて，ペプチド結合で tRNA から離脱したアミノ酸を連ねてペプチド鎖を延長する。

●終結段階　　リボソームが mRNA 上の終止コドンに出合うと，たんぱく質の遊離因子が働いて，リボソームから mRNA と完成したポリペプチド鎖を遊離させる。合成過程のペプチド鎖は，順次折りたたまれて立体構造を形成し，正常な機

表2-12 コドン（遺伝暗号）

		第2塩基							
		U		C		A		G	
第1塩基	U	UUU UUC	Phe (F)	UCU UCC	Ser (S)	UAU UAC	Tyr (Y)	UGU UGC	Cys (C)
		UUA UUG	Leu (L)	UCA UCG		UAA UAG	終止コドン	UGA	終止コドン
								UGG	Trp (W)
	C	CUU CUC CUA CUG	Leu (L)	CCU CCC CCA CCG	Pro (P)	CAU CAC	His (H)	CGU CGC CGA CGG	Arg (R)
						CAA CAG	Gln (Q)		
	A	AUU AUC AUA	Ile (I)	ACU ACC ACA	Thr (T)	AAU AAC	Asn (N)	AGU AGC	Ser (S)
		AUG	Met (M)	ACG		AAA AAG	Lys (K)	AGA AGG	Arg (R)
	G	GUU GUC GUA GUG	Val (V)	GCU GCC GCA GCG	Ala (A)	GAU GAC	Asp (D)	GGU GGC GGA GGG	Gly (G)
						GAA GAG	Glu (E)		

注) Phe：フェニルアラニン，Leu：ロイシン，Ile：イソロイシン，Met：メチオニン，Val：バリン，Ser：セリン，Pro：プロリン，Thr：トレオニン，Ala：アラニン，Tyr：チロシン，His：ヒスチジン，Gln：グルタミン，Asn：アスパラギン，Lys：リシン，Asp：アスパラギン酸，Glu：グルタミン酸，Cys：システイン，Trp：トリプトファン，Arg：アルギニン，Gly：グリシン

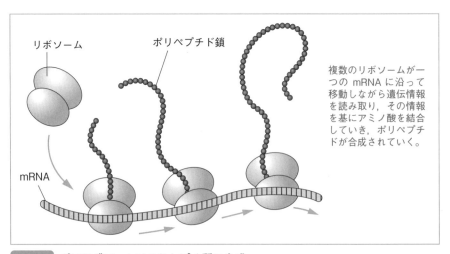

複数のリボソームが一つの mRNA に沿って移動しながら遺伝情報を読み取り，その情報を基にアミノ酸を結合していき，ポリペプチドが合成されていく。

図2-33 ポリリボソームでのたんぱく質の合成

能をもつたんぱく質が完成する（図2-33）。

9 翻訳後修飾

たんぱく質は，転写，翻訳の後に，さまざまな過程を経て機能するようになる。翻訳後修飾とは，そのさまざまな過程のうち，たんぱく質の化学構造を変化させる反応のことをいう。

●糖鎖付加とたんぱく質の輸送　糖鎖の付加は翻訳後の修飾である。その過程は次の通りである。

①小胞体，ゴルジ装置，リソソーム，エンドソーム，細胞膜などに含まれる膜た
んぱく質や細胞外に分泌されるたんぱく質は，粗面小胞体の膜上で合成される。
粗面小胞体の表面にはリボソームが結合している。粗面小胞体で合成されるた
んぱく質には，細胞内の行き先を指定するアミノ酸配列（シグナル配列）が存
在する。合成されたペプチド鎖は粗面小胞体内腔に入り，シグナル配列は切断
される。

②これらのたんぱく質は，小胞体内腔あるいはゴルジ装置においてオリゴ糖鎖の
付加や切断が行われる。

③細胞外に分泌されるたんぱく質は，ゴルジ装置から輸送小胞に包まれて細胞膜
まで運ばれ，**エキソサイトーシス**により細胞外に分泌される。

④細胞膜のたんぱく質は，輸送小胞で細胞膜に運ばれ，輸送小胞と細胞膜の融合
を経て 20 個程度の疎水性アミノ酸が連なった疎水性領域で膜に保持される
（図 2-34）。

●**ジスルフィド（S-S）結合の形成**　インスリンは，1 本のペプチド鎖（プレプ
ロインスリン）として合成された後，粗面小胞体内腔に入り，シグナルペプチド
（シグナル配列）が切断されてプロインスリンとなる。プロインスリンは，小胞
体内腔で折りたたまれ，ジスルフィド（S-S）結合により高次構造をとるという
修飾がなされる。さらに，A 鎖と B 鎖の間にある 31 個のアミノ酸からなる C
ペプチドがゴルジ装置において切り離され，インスリンとなり，血中に分泌され
る。なお，C ペプチドは尿中へ排泄され，その量は合成されたインスリン量に比
例する。

●**アミノ酸残基の修飾**　合成後にアミノ酸残基が修飾されるたんぱく質もある。
コラーゲンは，プロリンやリシン残基が水酸化されて，ヒドロキシプロリンやヒ
ドロキシリシンとなる。水酸化反応は補助因子としてビタミン C が必要である。

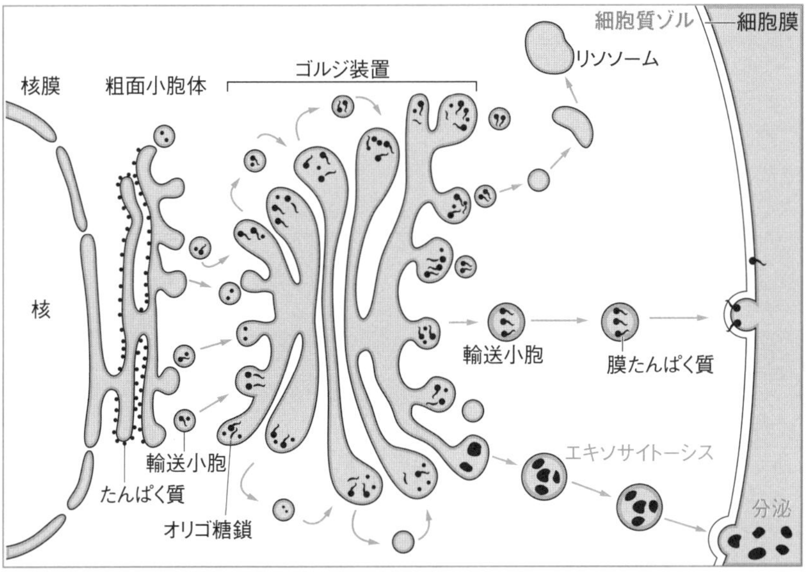

エキソサイトーシス
真核細胞内で合成された
たんぱく質などを，細胞
外へ分泌する過程。

インスリン
ペプチドホルモン（ホル
モン作用をもつペプチ
ド）。21 個のアミノ酸残
基からなる A 鎖と，30 個
のペプチド鎖からなる B
鎖が二つのジスルフィド
結合により結合している。

図2-34 合成されたたんぱく質の加工と選別

Column | ポリメラーゼ連鎖反応（PCR）法

　PCR 法は，特定の DNA 領域を増幅（DNA のコピー数を増やす）できる方法で，遺伝子一塩基置換（一塩基多型：SNIP）の検出などに利用されている。PCR は，2 種類のプライマー（フォワードプライマーとリバースプライマー）と呼ばれる 20 ヌクレオチド程度のオリゴヌクレオチドで鋳型 DNA を挟み込み，DNA ポリメラーゼを使ってその間の DNA 領域を複製する。プライマーは，鋳型となる一本鎖 DNA と相補的な塩基配列をもち，特定の DNA 配列に結合し二本鎖を形成する。DNA 合成は，プライマーの 3'末端から始まる（**図**）。

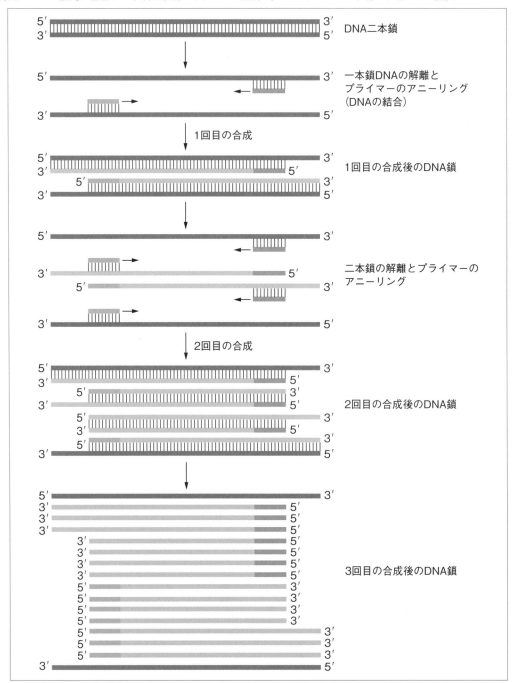

図 ポリメラーゼ連鎖反応（PCR：Polymerase Chain Reaction）の原理

資料）「五十嵐和彦：ゲノムの生化学，シンプル生化学（林 典夫，廣野治子監修，野口正人，五十嵐和彦編集），改訂第 6 版，p.352，2014，南江堂」より許諾を得て改変し転載

Check 2 アミノ酸・たんぱく質・糖質・脂質・核酸の構造と機能

問題 次の記述について○か×かを答えよ

アミノ酸 ....

1 ヒスチジンは，β-アミノ酸である。

2 ロイシンは，分枝（分岐鎖）アミノ酸の一つである。

3 アラニンは，フェニルアラニンの前駆体である。

4 セリンは，含硫アミノ酸である。

5 アミノ酸の水溶液の pH が酸性である場合，その pH を等電点という。

たんぱく質 ....

6 単純たんぱく質とは，ヘモグロビンやシトクロム c をいう。

7 構造たんぱく質とは，アルブミンやトランスフェリンをいう。

8 ジスルフィド（S–S）結合は，たんぱく質の三次構造の形成に関与する。

9 たんぱく質の三次構造は，サブユニットが会合した構造体である。

10 インスリンは，調節たんぱく質に分類される。

糖質 ....

11 ガラクトースとグルコースは，互いにエピマーである。

12 キシルロースは，アルドースである。

13 ヘミアセタールは，分子内環状構造である。

14 グリコシド結合は，アノマー水酸基同士の結合である。

15 グリコサミノグリカンは，アミノ糖が重合したホモ多糖である。

脂質 ....

16 スフィンゴリン脂質は，脂肪酸とグリセロールなどからなる脂質である。

17 コレステロールエステルは，単純脂質である。

18 エイコサノイドのうち，プロスタン酸から誘導されるのはロイコトリエンである。

19 α-リノレン酸は，n-3 系不飽和脂肪酸である。

20 トランス型脂肪酸は，飽和脂肪酸を水素添加処理することにより生じる。

核酸 ....

21 デオキシリボヌクレオチドは，RNA の構成単位である。

22 ヌクレオシドは，リン酸を含む。

23 tRNA（転移 RNA）は，アミノ酸をリボソームへ運搬する。

24 イントロンは，アミノ酸配列をコードしている。

25 mRNA に相補的な cDNA（相補的 DNA）は，RNA ポリメラーゼによって合成される。

遺伝子の転写・翻訳 ....

26 ポリメラーゼ連鎖反応（PCR）法には，2 種類のプライマーが必要である。

27 プロモーターは，mRNA 合成（転写）の開始に関与する。

28 転写を高める調節配列をサイレンサーという。

29 たんぱく質は，ゴルジ装置により細胞外に分泌される。

解説

1 × カルボキシ基が結合した2位の炭素にアミノ基をもつものは，α-アミノ酸である。ヒスチジンは，α-アミノ酸である。

2 ○

3 × フェニルアラニンは, 不可欠アミノ酸である。植物や微生物で生合成されるが, アラニンは前駆体ではない。

4 × 含硫アミノ酸には，メチオニンとシステインがある。

5 × 等電点とは，水溶液中のアミノ酸の電荷が正負ゼロとなる pH である。

6 × 単純たんぱく質とは，アミノ酸のみで構成されているたんぱく質で，アルブミンやグロブリンなどをいう。ヘモグロビンやシトクロム c は，単純たんぱく質とアミノ酸以外の化合物が結合した複合たんぱく質で，その中のヘムたんぱく質に属する。

7 × 構造たんぱく質とは，生体構造を維持するたんぱく質で，コラーゲンやケラチンなどの繊維状たんぱく質がこれに当たる。アルブミンやトランスフェリンは，輸送たんぱく質である。

8 ○ ジスルフィド（S-S）結合は，一次構造および三次構造に関与する。

9 × 三次構造のポリペプチド鎖であるサブユニットが複数会合した構造体を，たんぱく質の四次構造という。

10 ○

11 ○

12 × キシルロースは，ケトースである。

13 ○

14 × グリコシド結合は，アノマー水酸基と他の糖のアルコール性水酸基との結合である。これにより二糖類が形成される。グリコシド結合の繰り返しにより，オリゴ糖や多糖類ができる。

15 × グリコサミノグリカンは，アミノ糖を含むヘテロ多糖である。

16 × スフィンゴリン脂質は，グリセロールではなく，スフィンゴシンとリン酸，脂肪酸からなる。

17 ○

18 × プロスタン酸から誘導されるのは，プロスタグランジンである。ロイコトリエンは，トロンバン酸を基本構造としている。

19 ○

20 × トランス型脂肪酸は，飽和脂肪酸ではなく，不飽和脂肪酸を水素添加処理することにより生じる。

21 × RNA ではなく，DNA の構成単位である。2-デオキシ-D-リボースを含む。

22 × 塩基（核塩基，核酸塩基，有機塩基）と五炭糖（リボースあるいはデオキシリボース）で構成されたものをヌクレオシドという。ヌクレオシドにリン酸が結合したものをヌクレオチドとよぶ。

23 ○

24 × アミノ酸配列をコードしているのは，エクソンである。

25 × DNA ポリメラーゼにより合成される。

26 ○ DNA は2本鎖なので，増幅したい遺伝子に相補的な2種類のプライマーが必要である。

27 ○

28 × サイレンサーではなく，エンハンサーである。サイレンサーは転写を抑制する調節配列である。

29 × ゴルジ装置ではなく，エキソサイトーシスである。ゴルジ装置は細胞内にあり，たんぱく質の糖鎖の付加や切断を行う。

3 | 生体エネルギーと代謝

　ヒトが生きていくためには，常に外界から栄養素を摂取し，それを代謝し続けることが不可欠である。その摂取量の60％あまりを利用してエネルギー分子であるアデノシン 5′–三リン酸（ATP）を合成すると同時に絶えず ATP を分解することによって，生命活動を維持している。

　摂取した糖質や脂質などの水素を生体酸化還元反応によりニコチンアミドアデニンジヌクレオチド（酸化型：NAD^+，還元型：$NADH + H^+$）などの特定の分子に変換し，続く呼吸鎖（電子伝達系）での反応において遊離するエネルギーをATP 合成酵素に伝えてアデノシン 5′–二リン酸（ADP）をリン酸化し，ATP を合成する。つまり，生体はこの酸化的リン酸化などを巧みに利用して，栄養素がもつ化学エネルギーをエネルギー分子 ATP に転換し続けている。

A 生体のエネルギー源と代謝

a 異化，同化

　生命を維持するために，生体内では絶えず物質の分解と合成が進行している。このうち分解反応を**異化**といい，合成反応を**同化**と呼ぶが，両者は動的平衡状態に維持されている。

　なお，クエン酸回路（p.100, 4 –B–b 参照）は，異化反応と同化反応との接点になっている。

b ATP

1 ATP の役割

　ATP は，生体成分の合成（同化），筋収縮，能動輸送，神経興奮伝達などの自由エネルギー利用を必須とする種々の反応（吸エルゴン反応。同化に関与）を推進するためのエネルギーを伝達する（**図3-1**）。吸エルゴン反応が進行するためには，発エルゴン反応（異化に関与。下記 Column 参照）の**共役**が不可欠であって，生体では ATP などの高エネルギー化合物の加水分解反応が共役している。

異化
外界から取り入れた糖質などの複雑な分子を，二酸化炭素などの簡単な分子に酵素的に分解する過程のこと。

同化
ATP のエネルギーを利用して，その前駆体から多糖類やたんぱく質などのより複雑な分子を酵素的に生合成する反応のこと。

共役
ある反応が起こったとき，同時に別の反応が起こること。発エルゴン反応と吸エルゴン反応，酸化と還元の共役は重要。

○ Column | **自由エネルギー**

　自由エネルギーとは，生物がある反応から引き出して仕事に転用し得るエネルギーとみなすことができる。
　生体内の同化・異化反応はすべて酵素により触媒されているが，通常，反応体とその遷移状態（反応の過程における活性化している状態）との自由エネルギー差は大きく，反応の障壁となっている。酵素は，高エネルギーレベルから低エネルギーレベルへ向かう反応のみを触媒するが，この際，高エネルギーレベルにある自由エネルギーがマイナスになる（発エルゴン反応）。つまり，酵素は遷移状態の自由エネルギーを減少させて（いわゆる活性化エネルギーが低下する），反応を進行させる。

---

② リン酸化・脱リン酸化

　ATP のリン酸エステル結合（リン酸化）は高エネルギー結合と呼ばれ，それが ADP と Pi（無機リン酸：リン酸）に加水分解される（脱リン酸化）と 7.3kcal/mol の自由エネルギーを放出でき，発エルゴン反応を生じる。一方，糖質や脂質の分解経路（異化）で生じる自由エネルギーは，ATP の高エネルギー結合に保存されるため，吸エルゴン反応を生じる（図3-1，表3-1）。

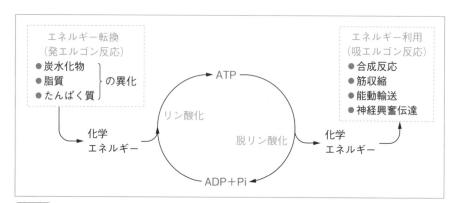

図3-1 エネルギーの転換と利用（ATP サイクル）

注）ATP：アデノシン三リン酸，ADP：アデノシン二リン酸，Pi：無機リン酸

表3-1 エネルギー分子の生成と消費

	出発物質	最終産物	ATP	細胞内小器官	主たる臓器	特　徴
生成	グルコース	乳酸	＋2	細胞質	筋肉，赤血球	嫌気的解糖系（無酸素）
	グリコーゲン	乳酸	＋3	細胞質	筋肉	嫌気的解糖系（無酸素）
	グルコース	二酸化炭素と水	＋38	細胞質とミトコンドリア	肝臓，腎臓，心臓	好気的代謝（酸素呼吸）
	グルコース	二酸化炭素と水	＋36	細胞質とミトコンドリア	筋肉，脳	好気的代謝（酸素呼吸）
	パルミチン酸	二酸化炭素と水	＋129	ミトコンドリア	肝臓	脂肪酸 β 酸化＋TCA サイクル＋電子伝達系
	パルミチン酸	ケトン体	＋33	ミトコンドリア	肝臓	ケトン体生成（ケトン体は筋肉，脳で消費される）
	クレアチンリン酸	クレアチン	＋1		筋肉	骨格筋の静止時にクレアチンリン酸が蓄積される
消費	グルコース	グリコーゲン	－2	細胞質	肝臓と筋肉	エネルギー消費量の 15% 以上
	乳酸	グルコース	－6	細胞質	肝臓	コリ回路（糖新生）エネルギー消費量の約 35%，約 135g を製造。脳で約 90g，その他で約 45g を消費
	アラニン	グルコース	－6	細胞質	肝臓	グルコース–アラニン回路（糖新生）
	グリセロール	グルコース	－2	細胞質	肝臓	糖新生
	アセチル CoA	パルミチン酸	－7	細胞質	肝臓	脂肪酸合成，NADPH（主としてペントースリン酸回路で供給）
	アンモニア二酸化炭素	尿素	－3	細胞質とミトコンドリア	肝臓	尿素サイクル

資料）医歯薬出版編：管理栄養士国家試験 必修ポイント ファーストステージ 2012, p.35（2011）医歯薬出版を一部改変

◀36-20
34-20
33-21

3 高エネルギーリン酸化合物 ▶

　ATP のように加水分解されたときに大きなエネルギーを放出する化合物を高エネルギー化合物といい，その多くはリン酸基を含む高エネルギーリン酸化合物である（表3-2）。リン酸結合が高エネルギーとなるのは，二つのリン酸間での結合（ピロリン酸）において隣り合う求電子的原子が互いに反発し合うからである。前述の通り，ATP が ADP と Pi に加水分解されると，1 分子（モル）当たり 7.3kcal の自由エネルギー変化が起こる。エネルギーを要求する種々の生合成反応は，この ATP の加水分解反応と共役することにより初めて可能となる。

　ATP は，アデニン，リボースおよび 3 個のリン酸基を含む化合物で，このうちの 2 個のリン酸基の結合は高エネルギーリン酸結合である（図3-2）。

・ATP 以外の高エネルギーリン酸化合物：CTP（シチジン 5′-三リン酸），UTP（ウリジン 5′-三リン酸），GTP（グアノシン 5′-三リン酸）などのヌクレオシド-三リン酸，筋肉のクレアチンリン酸，解糖系のホスホエノールピルビン酸などがある。CTP はリン脂質の合成，UTP はグリコーゲン合成などの糖質代謝，GTP はたんぱく質合成など，クレアチンリン酸は筋収縮のエネルギーとして利用される。

　なお，リン酸化合物以外の高エネルギー化合物として，チオエステル化合物のアセチル CoA がある。

表3-2　化合物の加水分解の標準自由エネルギー変化

化合物	$\Delta G^{0\prime}$ (kcal/mol)
ホスホエノールピルビン酸[*]	− 14.8
1,3-ビスホスホグリセリン酸[*]	− 11.8
クレアチンリン酸[*]	− 10.3
ATP[*]→ADP＋Pi	− 7.3
グルコース 1-リン酸	− 5.0
AMP→アデノシン＋Pi	− 3.4
グルコース 6-リン酸	− 3.3
アセチル CoA[*]	− 7.5

注）[*]高エネルギー化合物を示す。
　　ATP：アデノシン三リン酸，ADP：アデノシン二リン酸，
　　Pi：リン酸，AMP：アデノシン一リン酸

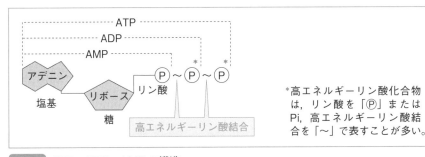

*高エネルギーリン酸化合物は，リン酸を「Ⓟ」または Pi，高エネルギーリン酸結合を「〜」で表すことが多い。

図3-2　ATP，ADP，AMP の構造
注）ATP：アデノシン三リン酸，ADP：アデノシン二リン酸，AMP：アデノシン一リン酸

c 基質レベルのリン酸化

ATP の加水分解によって得られる自由エネルギーは，ほかの高エネルギー化合物と比べるとそれほど高くはない（p. 65，**表 3 - 2** 参照）。ADP は，ATP より加水分解の標準自由エネルギー変化の大きい化合物から高エネルギーリン酸を受け取り，ATP を生成することができる。ATP より大きな自由エネルギーを放出する化合物の分解反応に共役して ATP を合成する機序は基質レベルのリン酸化，あるいは基質準位のリン酸化と呼ばれ，ATP を速やかに再生することができる。解糖（p. 95，**4 -B-a** 参照）では，1,3-ビスホスホグリセリン酸およびホスホエノールピルビン酸の分解反応に共役して ATP が生成される。クエン酸回路では，スクシニル CoA の分解反応に共役して GTP が生成される。このように，ATP の分解と合成は連動して同時に進行している。

d 電子伝達系と酸化的リン酸化

呼吸鎖（電子伝達系）は，ミトコンドリア内膜に存在して，連続的な酸化還元反応により電子の移動が行われる系のことである。ミトコンドリアなどの脱水素反応で生じた水素が呼吸鎖で処理されると，電子伝達の自由エネルギーが変化し，ATP 合成が誘導される。

1 呼吸鎖

ミトコンドリア内膜の呼吸鎖（電子伝達系）は，**プロトンポンプ**でもある複合体Ⅰ，Ⅲ，Ⅳと複合体Ⅱおよび**ユビキノン，シトクロム c** から構成されている**細胞呼吸**の本体である。呼吸鎖は，解糖系（p. 95，**4 -B-a** 参照）やクエン酸回路（p. 100，**4 -B-b** 参照）から **NADH** や **FADH$_2$** の還元当量を受け取って ATP 産生を行うが，酸化型の NAD$^+$ と FAD を再生してクエン酸回路に供給する重要な役割も担っている。つまり，クエン酸回路は電子伝達系を介して酸素に依存しつつ回転していることになる。

電子伝達系で連続した酸化還元反応が引き起こされると，酸化的リン酸化に至る過程で電子の移動が生じる。この電子を最終的に酸素分子が受け取る。したがって，酸素呼吸をするべく生命体は進化してきた。酸素が 4 個の電子を受容すると水になる。

●**電子伝達系における経路**　NADH →複合体Ⅰ→ユビキノン→複合体Ⅲ→シトクロム c →複合体Ⅳに至る経路と，コハク酸→複合体Ⅱ→ユビキノン→複合体Ⅲ→シトクロム c →複合体Ⅳへと電子を伝達する 2 経路がある。続く最終段階で酸素分子が還元されて，水（代謝水）を生じる（**図 3 - 3**）。

2 ATP 合成酵素

ATP 合成酵素（ATP シンターゼ）とは，プロトン（H$^+$）の濃度差，つまり電気化学ポテンシャル差を利用して ATP を合成するミトコンドリア内膜結合酵素のことである。

◀36-20
34-20
33-21

プロトンポンプ
生体膜の内と外両側のプロトン濃度に逆らってプロトンを能動輸送する膜たんぱく質のこと。膜貫通型たんぱく質の複合体Ⅰ・Ⅲ・Ⅳ・Ⅴは，プロトンポンプである（p. 67，**図 3 - 3**）。

プロトン
生化学分野では正電荷をもった水素イオンを指し，H$^+$ で表す。

ユビキノン
ベンゾキノン誘導体で，電子伝達系において呼吸鎖複合体Ⅰとの電子の仲介を果たしている。

シトクロム c
ヘムたんぱく質の一種。酸素分子はもたないが酸化還元能力がある。電子伝達系では複合体Ⅲから複合体Ⅳへと電子を受け渡している。

細胞呼吸
細胞が，外部から酸素を取り入れ熱量素（栄養素）を分解することでエネルギー分子を産生すること。細胞呼吸の代謝には，解糖系，クエン酸回路，酸化的リン酸化がかかわる。

NADH
酸化型ニコチンアミドアデニンジヌクレオチド（NAD$^+$）が還元されて 1 原子の水素を受け取ったもの。

FADH$_2$
酸化型フラビンアデニンジヌクレオチド（FAD）が還元されて 2 原子の水素を受け取ったもの。

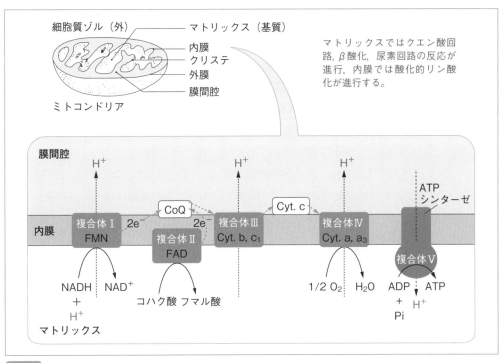

図3-3　呼吸鎖（電子伝達系）と酸化的リン酸化

注）破線（……）：電子の流れ，CoQ：ユビキノン，Cyt：シトクロム，FMN：フラビンモノヌクレオチド，FAD：酸化型フラビンアデニンジヌクレオチド，NADH：還元型ニコチンアミドアデニンジヌクレオチド，NAD⁺：酸化型ニコチンアミドアデニンジヌクレオチド，ADP：アデノシン二リン酸，ATP：アデノシン三リン酸，Pi：リン酸，H⁺：水素イオン（プロトン）

　ミトコンドリア内膜を貫通する複合体Ⅰ・Ⅲ・Ⅳは，電子伝達の過程でマトリックス側からプロトン（H^+）を外膜と内膜間の膜間腔に放出する。その結果，内膜の両側に生じるプロトン（H^+）の濃度勾配により，ATP合成酵素（複合体Ⅴ；$F_0F_1ATPase$）が働いてADPとPiからATPが合成される（酸化的リン酸化，図3-3）。ちなみに1分子のNADHから3分子のATP，1分子の$FADH_2$から2分子のATPが合成される（1分子のNADHから2.5分子のATP，1分子の$FADH_2$から1.5分子のATPとする考え方もある）。

e 脱共役たんぱく質（UCP）　◀36-20 34-20 33-21

●化学浸透圧説　電子伝達系で遊離するエネルギーが生体膜のプロトン勾配（水

Column｜電子伝達系あるいは呼吸鎖と呼ばれる理由

　電子伝達系はミトコンドリア固有のものではなく，ミクロソームやペルオキシソームのほか，バクテリアの細胞膜あるいは葉緑体にも存在する。栄養素を異化分解することにより生じる還元当量を，真核細胞の場合にはミトコンドリア内膜に埋め込まれているいくつもの連続する装置を利用して，酸素を水に還元すると同時にATPを生み出す。つまり，栄養素の異化反応で取り出された水素から分離される電子は，鎖のように連なった電子伝達複合体を流れていき，高効率でエネルギー分子，ATPに転換される。この処理装置が酸化還元酵素や電子伝達体で構成される電子伝達系であり，呼吸鎖とも呼ばれる。

素イオン濃度差），つまり電気化学ポテンシャル差に変換され，この電位差により
プロトンポンプ（ATP 合成酵素）が駆動されて ATP を合成するという学説
である。

●**脱共役たんぱく質**　褐色脂肪細胞のミトコンドリア内膜に存在し，脱共役作用
をもつたんぱく質のことで，熱産生たんぱく質，サーモゲニン（UCP；
uncoupling protein）と呼ばれる。生体膜内外のプロトン勾配を解消する機能
をもつため，基質が酸化されても共役して ATP が産生されず，エネルギーは熱
となって失われる。褐色脂肪細胞では ATP を合成せずに脂肪を燃焼できると考
えられているが，新生児・乳児以外の日本人にこの細胞はほとんど存在しない。
しかし，白色脂肪細胞には UCP2 が，また筋肉には UCP3 が発現しており，上
述の通り ATP 合成に共役されるべきエネルギーを熱として放出している。

B 酵素

　生体内で起きているさまざまな化学反応は，その反応中間体の活性化エネルギー
（エネルギーの障壁）が高いので，生体触媒である酵素によってその活性化エネルギー
を通常の半分以下に低くする必要がある。[1] これは生体内の化学反応はすべて，酵
素あるいは酵素と補酵素によって温和な条件（体温下）で進行することを意味する。

◀1 37-20
　34-20

◀2 35-19 ### a 酵素の分類[2]

　酵素は，生命を維持する目的で絶えず生体内で引き起こされている異化や同化な
どの化学反応，つまり，体内の物質代謝を触媒するたんぱく質あるいは糖たんぱく
質である。酵素はその触媒する反応の種類によって，**表 3-3** のように大別される。

触媒
ここでいう触媒とは酵素
のことで，化学変化を促
進させる媒体を指す。

●**アポ酵素とホロ酵素**　酵素は，活性発現のために，非たんぱく質成分（補因子：
補酵素，補欠分子族）を必要とする場合がある。この補因子を，結合した酵素か
ら除去したたんぱく質をアポ酵素と呼ぶ。また，補因子を結合した活性を有する
酵素全体をホロ酵素という。

●**血圧上昇と糖代謝に関する酵素**
・アンジオテンシン変換酵素（ACE）：アミノ酸 10 個からなるデカペプチド（ア
ンジオテンシン I）の C 末端の 2 残基を切断し，生理活性を有するアンジオ
テンシン II に変換するジペプチジルペプチダーゼである。
・グリコシダーゼ（グルコシダーゼ）：グリコシド結合を加水分解するグリコシダー
ゼは総称名であって，アミラーゼやセルラーゼなど，グルコースが連なったグ
ルコシド結合を加水分解するグルコシダーゼが含まれる。また，グルコシド結
合の α，β 配位によって α- あるいは β- グルコシダーゼと呼ぶ。

◀3 33-22 ### b 反応速度[3]

●**基質特異性**　一般に，一つの酵素は特定の基質に対してのみ触媒作用を示す。
このような酵素の性質のことを基質特異性と呼ぶ（**図 3-4**）。酵素が基質特異

表3-3 酵素の触媒反応別分類

酵素名		特　徴	例
酸化還元酵素	オキシドレダクターゼ	2種の基質間の酸化還元反応を触媒する酵素。	乳酸デヒドロゲナーゼなど。
転移酵素	トランスフェラーゼ	アミノ基やメチル基，リン酸などをほかの基質へ転移させる酵素。	アスパラギン酸トランスアミナーゼなど。
加水分解酵素	ヒドロラーゼ	多糖類やたんぱく質などを加水分解する酵素。	アミラーゼなど。
脱離酵素	リアーゼ	基質の加水分解や酸化還元反応を伴わず，ある基を脱離させて二重結合を残す酵素。	アデニル酸シクラーゼなど。
異性化酵素	イソメラーゼ	シス−トランス変換などの構造変換反応にかかわる酵素。	メチルマロニル CoA ムターゼなど。
合成酵素	リガーゼ	ATP の加水分解と共役して2分子の基質を結合させる酵素。	ピルビン酸カルボキシラーゼなど。
輸送酵素	トランスロカーゼ	(酸化還元反応や加水分解反応を利用して，) 生体膜を介してイオンや分子等の局在を移動させる酵素。	$Na^+/K^+-ATPase$ など。

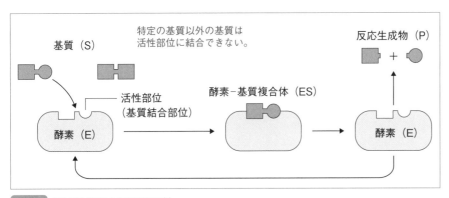

図3-4 酵素の構造と基質特異性

性を有する生理的意義として，酵素により特定の物質が特異的にほかの物質に変換されるので，生体内の物質代謝の方向が決定されることなどがあげられる。

●**反応特異性**　　一般に酵素は一種類の特定の化学反応に対してのみ触媒作用を示し，副反応を起こすことはない。この酵素の性質を反応特異性と呼ぶ。

●**至適 pH**　　酵素反応の速度は pH によって変動するが，最大の酵素活性を与える pH を至適 pH（最適 pH）と呼ぶ。pH に依存した酵素活性の変動は，pH の変化による基質の解離や酵素の立体構造あるいは基質との親和性の変化に起因している。

　　大半の酵素は中性付近に至適 pH をもつが，ペプシン（至適 pH 1～2）やアルカリホスファターゼ（至適 pH 8）などの例外もある。

●**至適温度**　　酵素の反応速度は温度の上昇とともに増大するが，ある温度を超えると酵素を構成するたんぱく質が変性するため触媒能が消失する（失活）。至適温度（最適温度）とは，最大の酵素活性を与える温度である。

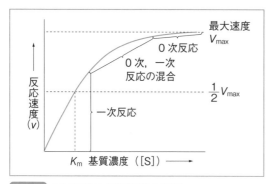

図3-5 反応速度と基質濃度の関係

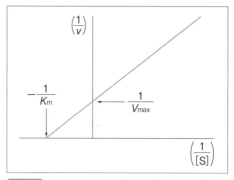

図3-6 ラインウィーバー・バークのプロット

◀37-20 ●基質濃度と最大速度，ミカエリス定数（K_m）◀　　酵素濃度が一定の場合，低基質濃度域では反応速度は基質濃度に比例して増加するが（一次反応），基質濃度があるレベルを超えると酵素の基質結合部位が基質で飽和されるため，反応速度は一定の値（0次反応）に近付き最大速度（V_{max}）となる（図3-5）。

・ミカエリス・メンテンの式：反応速度（v）と基質濃度（[S]）との関係は，次のミカエリス・メンテンの式で表される（ミカエリス・メンテンの式の求め方は，p.71 Column を参照）。

$$v = \frac{V_{max}\ [S]}{K_m + [S]}$$ ……………………ミカエリス・メンテンの式

・ミカエリス定数：K_m をミカエリス定数といい，最大速度（V_{max}）の半分の速度を与える基質濃度に当たる。さらに，K_m は酵素と基質との親和性を示しており，K_m が小さいと酵素と基質の親和性は高い。K_m は各酵素に固有の値で，酵素の代謝における役割を考える上で重要である。

・ラインウィーバー・バークの式：V_{max} と K_m を求めるには，ミカエリス・メンテンの式の逆数をとった，次のラインウィーバー・バークの式を用いて求めることができる。

$$\frac{1}{v} = \frac{K_m}{V_{max}} \cdot \frac{1}{[S]} + \frac{1}{V_{max}}$$ ……………ラインウィーバー・バークの式

　基質濃度（[S]）を変えて酵素反応を行い，それぞれの反応速度（v）を測定する。基質濃度の逆数（$1/[S]$）を横軸（x 軸）に，反応速度の逆数（$1/v$）を縦軸（y 軸）にプロットすると直線が得られる（図3-6）。この図は，ラインウィーバー・バークのプロットあるいは二重逆数プロットといい，直線と y 軸との交点から V_{max}，x 軸との交点から K_m が求められる。

C 活性の調節

1 アロステリック効果

●アロステリック効果　　アロステリック効果は，酵素の基質結合部位（活性部位）とは立体構造上異なる部位に低分子のリガンド（調節因子，エフェクター）が結

合することにより，酵素の高次構造が**可逆的**に変化して酵素の阻害や活性化が起きる現象である。このような機能をもつ酵素を<u>アロステリック酵素</u>，リガンドによってアロステリック酵素の活性が調節されることを<u>アロステリック制御（調節）</u>，酵素活性を調節するリガンドを<u>アロステリックエフェクター</u>と呼ぶ。つまり，基質は酵素の活性部位に，エフェクターはアロステリック部位に特異的に結合する（**図3-7**）。なお，エフェクターにはアロステリック阻害剤とアロステリック活性化剤がある（**図3-8**）。

可逆的
ある反応系の状態が，どちらの方向にも進むことができる場合をいう。

Column ｜ ミカエリス・メンテンの式の求め方

酵素反応では，**図3-4**（p.73）に示したように，酵素（E）と基質（S）とが反応すると，酵素-基質複合体（ES）を形成し，次いでこの中間体から反応生成物（P）を生じる。

$$E + S \underset{k_{-1}}{\overset{k_1}{\rightleftharpoons}} ES \overset{k_2}{\longrightarrow} E + P \quad \cdots\cdots① $$

k_1, k_{-1}, k_2 は，各反応段階の速度定数である。E + P から ES への変換も起こるが，反応初速度が測定できた場合の P の生成はごく少量であり，これは限りなく 0 に近いため無視できる。

酵素（E），基質（S），酵素-基質複合体（ES）および反応生成物（P）の濃度をそれぞれ [E]，[S]，[ES]，[P] とすると，ES の生成と分解の速度は次の式のようになる。

ES の生成速度 $= k_1$ [E] [S] $\quad \cdots\cdots②$
ES の分解速度 $= k_{-1}$ [ES] $+ k_2$ [ES] $= (k_{-1} + k_2)$ [ES] $\quad \cdots\cdots③$

酵素反応では，定常状態における反応速度を解析する。定常状態では，反応中間体である ES 濃度は一定であるが，S と P の濃度は変化している。これは，ES の生成速度と分解速度が等しい状態で起こる。すなわち，次の式のようになる。

$$k_1 [E] [S] = (k_{-1} + k_2) [ES] \quad \cdots\cdots④$$

反応系の全酵素量を [Et] とすると，それは基質が結合していない酵素と酵素-基質複合体の和となる。

$$[Et] = [E] + [ES] \quad \cdots\cdots⑤$$

⑤式を④式に代入し変形すると，次の式が得られる。

$$\frac{[S]([Et]-[ES])}{[ES]} = \frac{k_{-1}+k_2}{k_1} = K_m \quad \cdots\cdots⑥$$

$(k_{-1} + k_2)/k_1$ をミカエリス定数（K_m）と定義する。K_m は，V_{max} の半分の反応速度を与える基質濃度に等しい。すなわち，酵素の基質に対する親和性を表していて，K_m 値が小さいほど親和性が大きいことになる（**図3-5**）。
さらに，⑥式より [ES] を求める。

$$[ES] = \frac{[Et] [S]}{K_m+ [S]} \quad \cdots\cdots⑦$$

また，反応速度 v と最大速度 V_{max} はそれぞれ次の式で表される。

$$v = k_2 [ES] \quad \cdots\cdots⑧$$
$$V_{max} = k_2 [Et] \quad \cdots\cdots⑨$$

変形して [ES] $= v/k_2$，[Et] $= V_{max}/k_2$ を⑦に代入すると，ミカエリス・メンテンの式⑩が得られる。

$$v = \frac{V_{max}[S]}{K_m+ [S]} \quad \cdots\cdots⑩$$

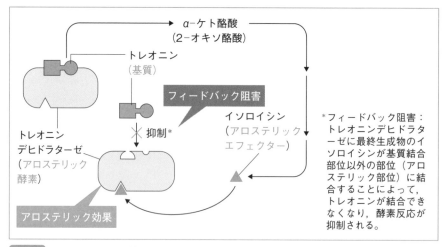

図3-7 アロステリック効果

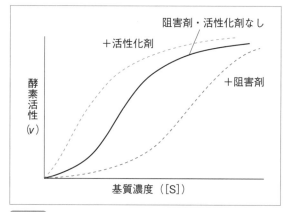

図3-8 アロステリック酵素の酵素活性と基質濃度との関係

●**アロステリック制御**　代謝経路の最終産物がある段階（経路の初発段階であることが多い）の酵素の調節部位（アロステリック部位）に結合して，代謝経路の進行が抑制されることをフィードバック阻害という（図3-7）。一方，代謝経路上流の代謝中間体や前駆体がアロステリック酵素に作用して代謝経路を促進させる場合もあり，両者を合わせてアロステリック制御（調節）と呼ぶ。

●**アロステリック酵素**　解糖の律速酵素（調節酵素）の一つであるホスホフルクトキナーゼはアロステリック酵素であり，生成物のATPやクエン酸，長鎖脂肪酸によりフィードバック阻害を受ける。その一方で，ADPやAMP，フルクトース2,6-ビスリン酸により活性化される。つまり，ATP濃度の変化によって解糖系全体が制御され，エネルギー供給が一定の範囲になるように調節されている。

　このような代謝調節機構の特徴の一つとして，代謝調節酵素の活性が極端に低い（反応速度が遅い）ためにエフェクターの影響が反映されやすいことがあげられる。フィードバック機構により多くの代謝経路が制御されることは生体の機能調節にとって重要であるが，それにはアロステリック酵素の存在が大きい。

前駆体
プレカーサーともいう。特定の物質の前段階にある物質のことで，化学構造上密接な関係にある。

2　フィードバック調節

フィードバック調節には，次の二つがある。

- ・フィードバック抑制：ある代謝産物がその生成にかかわる酵素の合成量を抑制することにより産物の生産過剰を防ぐ仕組み（p. 118 参照）。
- ・フィードバック阻害：酵素の活性を代謝産物がアロステリック制御により阻害する（p. 72 参照）。

3　競合阻害（拮抗または競争阻害），非競合阻害（非拮抗または非競争阻害）[1]

◀1 37-20

酵素の反応速度が抑制される現象を阻害と呼び，酵素のある特定の部位に結合してそのような作用を示す化合物を阻害剤という。

- ・競合阻害：阻害剤と基質が，酵素の基質結合部位を奪い合って起こる阻害（図 3-9 A）。
- ・非競合阻害：阻害剤が，基質結合部位とは異なる部位に可逆的に結合することで起こる阻害（図 3-9 B）。
- ・不競合阻害：阻害剤が遊離の酵素とは結合せず，酵素-基質複合体に結合することで起こる阻害（図 3-9 C）。

4　律速酵素[2]

◀2 35-20

律速酵素とは，一連の反応系において，その反応系の全体の速度を支配（律速）する，いわゆる反応系の鍵酵素のことである。一般に，代謝系の酵素活性は酵素ごとに大きく異なり，代謝経路内で最も活性の低い酵素が律速酵素となる場合が多い。

例として，解糖系の律速酵素であるホスホフルクトキナーゼは，ATP と AMP の濃度変化により酵素活性が制御され，結果として解糖系全体が調節される。また，一般にアロステリック酵素も律速酵素である。

5　酵素たんぱく質のリン酸化，脱リン酸化による調節[1]

酵素たんぱく質のセリン残基の水酸基がプロテインキナーゼでリン酸化されることにより，またプロテインホスファターゼにより脱リン酸化を受けることにより，酵素活性が変化する場合がある。リン酸化によって活性が調節される酵素には，グリコーゲンホスホリラーゼ（活性上昇）やピルビン酸キナーゼ（活性低下），グリコーゲン合成酵素（活性低下）などがある。つまり，リン酸化と脱リン酸化により，

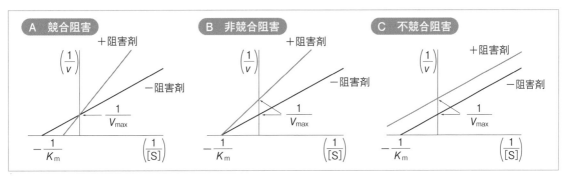

図3-9　阻害の様式とラインウィーバー・バークのプロット

各酵素の活性は ON・OFF となる。

6 限定分解による酵素の活性化◀

多くのたんぱく質加水分解酵素（プロテアーゼ）は，不活性な前駆体（プロ酵素）として消化管に分泌されるが，ポリペプチド鎖の一部が切断されると活性型に変換される。膵液に含まれるトリプシノーゲンは，エンテロキナーゼによる限定分解で，8個のアミノ酸残基のN末端ペプチドが切り離されてトリプシンとなる。

d 補酵素，アイソザイム

1 補酵素（補因子）

酵素に結合して酵素活性の発現に寄与する補因子（補助因子）が不可欠な酵素反応がある。補因子は低分子有機化合物と金属イオンに分けられる。低分子有機化合物の補因子には，酵素と可逆的に弱く結合する補酵素（水溶性ビタミンなど）と，酵素と共有結合あるいは非共有結合などで強固に結合する補欠分子族がある。

例えば，ピリミジンヌクレオチドであるNAD（ニコチンアミドアデニンジヌクレオチド）は，二種の基質間の酸化還元反応に関与する補酵素である。NADが補酵素として機能する酵素反応は複数存在し，それらの多くは脱水素酵素であってデヒドロゲナーゼとも呼ばれる。代表的なものに乳酸脱水素酵素，リンゴ酸脱水素酵素，3-ヒドロキシアシルCoA脱水素酵素（不可逆反応），2-オキソグルタル酸脱水素酵素（不可逆反応）などがある。

一般に，NADは2電子授受の可逆的な反応にかかわるが，酵素との結合が弱いため容易に酵素から離れる。

○ Column | 平衡反応，非平衡反応

●**平衡反応**：物質の化学変化は，生成物を生じる方向へ進むとは限らず，一般に反応物と生成物がある割合に達すると平衡状態となり，反応は停止する。つまり，反応物が生成物に変化する反応と，生成物が反応物へ戻る逆反応とが同時に起きている（可逆反応）。

●**非平衡反応**：酵素反応においても，基質と生成物との自由エネルギー変化が小さい場合には逆反応も無視できず平衡状態を取り得る。しかし，基質の濃度を高めたり，生成物を除去することなどにより均衡が破れると，反応は見かけ上，生成物を生じる方向へ進むようになる。代謝経路に組み込まれている多くの酵素反応では，基質と生成物の濃度差や自由エネルギー変化を大きくすることにより，基質から生成物への一方向に進む不可逆反応となる。

生体の物質代謝に関与する酵素反応の大半は単独では可逆的であるが，いくつかの酵素反応が代謝経路に組み込まれて多段階の連続的な酵素反応系になると，見かけ上，不可逆反応となる場合が多い。

不可逆反応段階は，その代謝経路を律速する上で重要な意味をもつ。例えば，解糖のヘキソキナーゼ，ホスホフルクトキナーゼ，ピルビン酸キナーゼ，クエン酸回路のピルビン酸デヒドロゲナーゼ複合体，クエン酸シンターゼ，イソクエン酸デヒドロゲナーゼ，α-ケトグルタル酸デヒドロゲナーゼ複合体，糖新生のグルコース-6-ホスファターゼ，フルクトース-ビスホスファターゼ，ホスホエノールピルビン酸カルボキシキナーゼ，ピルビン酸カルボキシラーゼは，不可逆反応を触媒する酵素である。

一般に，代謝経路には少なくとも1カ所以上の不可逆反応段階が存在し，その代謝経路を調節している。

他方，フラビンヌクレオチドである FAD（フラビンアデニンジヌクレオチド）は酵素と共有結合して 1 電子あるいは 2 電子の授受に関与しており，NAD と比べて関連する反応は多彩である。

2 アイソザイム ◀

◀ 34-20

化学的性質などが異なる酵素たんぱく質分子が同じ反応を触媒するとき，これらの酵素群をアイソザイムと呼ぶ。なお，一般にアイソザイムは，電気泳動法で分離でき，乳酸脱水素酵素のアイソザイムは，急性心筋梗塞の判定などに利用される。

乳酸脱水素酵素には，$LD_1 \sim LD_5$ の 5 種類のアイソザイムが存在する。各アイソザイムは二つのサブユニットから成る四量体であり，また二つのサブユニットは H（Heart）型と M（Muscle）型である。ところで，LD_1 は H 型 4 個（H_4），LD_5 は M 型 4 個（M_4）で構成されており，LD_2 は H_3M（H 型 3 個と 1 個の M 型），LD_3 は H_2M_2（H 型 2 個と M 型 2 個），LD_4 は HM_3（H 型 1 個と M 型 3 個）のテトラマー（四量体）である。

○ Column | 生体酸化・還元

1 活性酸素，フリーラジカル

活性酸素とは，酸素原子を分子内に含む反応性の高い低分子化合物で，狭義には，フリーラジカル* であるスーパーオキシドアニオンラジカル（$O_2^{-\cdot}$）とヒドロキシラジカル（$\cdot OH$），過酸化水素（H_2O_2），一重項酸素** （$^1O_2$）の 4 種類である。活性酸素は，通常の基底三重項酸素が一電子還元を受けることや，エネルギーを吸収することにより誘導される。過酸化水素，スーパーオキシドアニオン，ヒドロキシルラジカルなど，酸素が生物に与える毒性の原因となる。

$$O_2 \xrightarrow{e^-} O_2^{-\cdot} \xrightarrow{e^-} H_2O_2 \xrightarrow{e^-} \cdot OH \xrightarrow{e^-} H_2O$$

2 抗酸化

活性酸素は，生体内でマクロファージなどによる貪食作用や情報伝達分子として利用されるが，その高い反応性から一般に細胞障害性を示す。そのため生体には種々の防御系が備わっている（抗酸化）。スーパーオキシドジスムターゼ（SOD），カタラーゼ（CAT），グルタチオンペルオキシダーゼ（GPX）などのほか，食事由来の α-トコフェロールや β-カロテンなども抗酸化に寄与する。

$$O_2^{-\cdot} \xrightarrow{SOD} H_2O_2 \qquad H_2O_2 \xrightarrow{CAT \text{ または } GPX} H_2O, \ O_2$$

*フリーラジカル：通常対をなしている分子中の電子が対をなさずに一つだけ離れて存在していることがあり，このような対をなしていない電子（不対電子）をもつ，不安定で反応性に富む原子団または分子種。熱，光による分解，放射線および電子線照射，金属還元，薬剤などにより生じる。活性酸素であるスーパーオキシドアニオンラジカルやヒドロキシルラジカルなどが知られている。

**一重項酸素：酸素分子の電子が，光によって励起されて準安定状態になり，反応性が高まった状態の酸素。活性酸素の一つ。

Column | ホルモン機構

代謝調節にかかわるホルモンは，律速酵素の合成を促進（酵素たんぱく量の調節）して代謝経路を進行させるほか，間接的に特定の酵素をリン酸化・脱リン酸化するなどして代謝を制御する。

細胞外因子であるホルモンの作用は，標的細胞の受容体に結合して初めて起こる。ホルモンが受容体たんぱく質に結合すると，細胞内でセカンドメッセンジャーが働き，種々の方法で酵素分子に情報が伝達される（**図**）。

● **グリコーゲンの分解◀**：グリコーゲンの分解は，グリコーゲンホスホリラーゼによる加リン酸分解で始まる。グルカゴンやアドレナリンが細胞膜受容体に結合すると，アデニル酸シクラーゼが働きサイクリック AMP（cAMP）を生じる。この cAMP によりプロテインキナーゼが活性化され，続いてホスホリラーゼキナーゼがリン酸化されて活性型となる。この酵素によりグリコーゲンホスホリラーゼ b がリン酸化されて活性型のグリコーゲンホスホリラーゼ a になると，グリコーゲンの分解が開始する（**図**，p. 105，**図 4-28**）。

● **グリコーゲンの合成**：グリコーゲンの合成にかかわるグリコーゲンシンターゼも，アドレナリンの情報によりリン酸化を受ける。しかし，グリコーゲンホスホリラーゼとは逆に活性型の a 型から不活性型の b 型へと転換するので，グリコーゲンの合成は抑えられる（p. 105，**図 4-28**）。つまり，これらの機構により，グリコーゲンの合成と分解反応が同時に進むことはない。

● **可逆的リン酸化**：プロテインホスファターゼが働き，グリコーゲン合成酵素が脱リン酸化されて活性型に変わると，グリコーゲン合成は促進される。このような可逆的リン酸化による酵素活性の調節機構は比較的多く存在し，細胞外のシグナルにより代謝が調節される点で重要である。

● **主なセカンドメッセンジャー**：ホルモン作用を受けた細胞膜受容体から細胞内へのセカンドメッセンジャーには，cAMP のほか，cGMP や Ca^{2+} などがある。

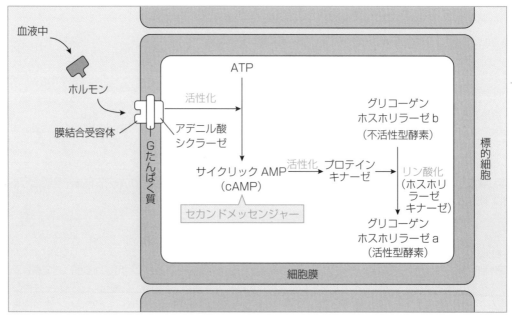

図 **セカンドメッセンジャーを介する酵素の活性化**

◀33-23

問題 次の記述について○か×かを答えよ。

生体エネルギー ....
1　基質レベルのリン酸化による ATP 合成は，グルコースの異化の過程で起こる。
2　脱共役たんぱく質（UCP）は，酸化的リン酸化を促進する。
3　クレアチンリン酸は，高エネルギー化合物である。
4　AMP は，高エネルギーリン酸結合をもっている。
5　電子伝達系の電子受容体は，二酸化炭素である。

代謝とその調節 ....
6　ホスホフルクトキナーゼは，解糖系を調節する律速酵素である。
7　アロステリック効果は，酵素の活性部位にリガンドが結合することにより生じる。
8　HMG-CoA レダクターゼは，コレステロールによりフィードバック抑制される。
9　酵素たんぱく質のリン酸化あるいは脱リン酸化は，酵素活性を調節する。
10　グリコーゲン合成酵素が脱リン酸化されると，グリコーゲン合成は抑制される。

酵素 ....
11　アポ酵素は，補因子と結合して酵素活性を示す。
12　酵素と基質の親和性は，ミカエリス定数（K_m）が大きいほど高い。
13　化学反応における活性化エネルギーは，酵素により増大する。
14　グリコーゲンの分解は，加水分解である。
15　乳酸脱水素酵素には，2 種類のアイソザイムがある。

解説
1　○
2　×　ミトコンドリア内膜に局在する UCP は，ミトコンドリア膜間腔に蓄積したプロトンをマトリックスへ移動させる。基質が酸化されても ATP 合成酵素で共役できない分が，UCP を介した熱産生となる。つまり，酸化的リン酸化は UCP により阻害される。また，この熱は，体温の維持に利用される。
3　○
4　×　AMP は，ADP や ATP とは異なり，高エネルギーリン酸結合をもっていない。
5　×　電子伝達系の電子受容体は，酸素である。

6　○
7　×　リガンドは，酵素の活性部位とは異なる部位（アロステリック部位）に結合する。
8　○
9　○
10　×　グリコーゲン合成酵素が脱リン酸化されると，酵素は活性型に変換され，グリコーゲン合成は促進する。

11　○
12　×　ミカエリス定数（K_m）が小さいほど，両者の親和性は高い。
13　×　化学反応における活性化エネルギーは，酵素により，通常の半分以下に低下する。
14　×　グリコーゲンの分解は，グリコーゲンホスホリラーゼによる加リン酸分解である。
15　×　乳酸脱水素酵素には，LD1〜LD5 の 5 種類のアイソザイムが存在する。

4 アミノ酸・たんぱく質・糖質・脂質の代謝

A アミノ酸・たんぱく質の代謝

a たんぱく質の合成

1 体たんぱく質の代謝

体重 60kg の成人男性の体内には，約 10kg の体たんぱく質が存在する。うち約 2/3 は筋肉たんぱく質で，約 1/3 は臓器に存在する。それ以外に血漿たんぱく質も少量存在する。

体たんぱく質の 2 ％程度は，毎日代謝回転している。すなわち，毎日 180 ～ 230g の体たんぱく質が分解され，新たに合成されている。

体たんぱく質の分解で生じたアミノ酸は，食事から吸収したアミノ酸とともに**遊離アミノ酸プール**を形成する。そのアミノ酸の 75 ～ 80％は，体たんぱく質の合成に再利用できるが，残りの 20 ～ 25％は異化される。また，体内には，約 150g の遊離アミノ酸プールが存在しており，遊離アミノ酸の約半分は筋肉たんぱく質の分解により供給される（**図 4 - 1**）。

遊離アミノ酸プール
たんぱく質を形成せず遊離の形で存在するアミノ酸の総体を指す。必要に応じて体たんぱく質や生体成分の合成に利用される。

2 代謝回転速度

臓器によってたんぱく質の**代謝回転速度**が異なり，一般的に肝臓，消化管，腎臓，血漿に存在するたんぱく質の代謝回転速度は早く，筋肉，骨，皮膚では，代謝回転速度は遅い。例えば，血漿中のアルブミンと比較すると，筋肉のミオシンなどは代

代謝回転速度
たんぱく質などの生体成分が，一定時間内に分解または合成される速さ。成分が半分となる時間（半減期）で表す場合も多い。

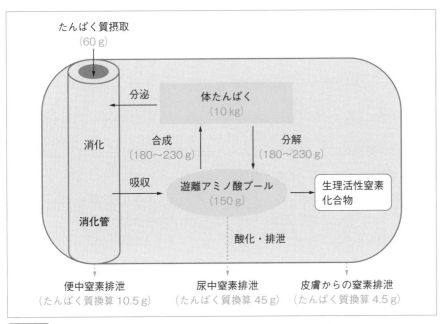

図4-1 1 日のたんぱく質代謝の概要（体重 60kg の成人の場合）

謝回転速度が遅い。このように代謝回転速度はたんぱく質の種類によっても異なる。

3 アミノ酸の生合成

可欠（非必須）アミノ酸のうち，9種類は解糖やクエン酸回路の中間体（αケト酸：2-オキソ酸）などからつくることができる。一方，システインとチロシンは，不可欠（必須）アミノ酸から合成される（図4-2）。

- セリン，グリシン，アラニン：解糖の中間体である 3-ホスホグリセリン酸から3段階の反応を経て，セリンがつくられる。セリンからさらにグリシンが合成される。また，解糖系（p.95，4-B-a参照）の最終産物であるピルビン酸を炭素骨格として，アミノ基転移反応（下記，4-A-b参照）でアラニンが合成される。
- グルタミン酸：クエン酸回路の中間体であるα-ケトグルタル酸（2-オキソグルタル酸）を炭素骨格として，アミノ基転移反応で合成される。
- グルタミン：グルタミンシンテターゼの反応で，アデノシン5′-三リン酸（ATP）のエネルギーを使ってグルタミン酸にアンモニア（NH_3）が渡されてグルタミンが生成する（図4-3）。

  グルタミンの合成は，脳や筋肉で発生したアンモニアを肝臓や腎臓に輸送するために重要な反応である（図4-2，4参照）。
- プロリン：グルタミン酸から合成される。
- アスパラギン酸：クエン酸回路の中間体であるオキサロ酢酸を炭素骨格として，アミノ基転移反応でアスパラギン酸が合成される。
- アスパラギン：アスパラギンシンテターゼの反応で，グルタミン由来のアンモニアがアスパラギン酸に渡されてアスパラギンが生成する。
- アルギニン：尿素回路（p.86）において，合成される可欠アミノ酸である。
- システイン：メチオニンを出発材料とするイオウ転移反応で，セリンの炭素骨格にイオウ原子が渡されて合成される。
- チロシン：フェニルアラニン4-ヒドロキシラーゼ（フェニルアラニン水酸化酵素）の反応で，フェニルアラニンの水酸化により合成される。

b たんぱく質の分解

●**たんぱく質の消化**　食物に含まれるたんぱく質は，胃において胃酸（塩酸）の作用で変性し，ペプシンにより消化される。十二指腸では，トリプシン，キモトリプシン，エラスターゼ，カルボキシペプチダーゼなどの消化酵素の作用でさらに切断され，アミノ酸数個程度のオリゴペプチドに消化される。

消化酵素のうち，ペプシン，トリプシン，キモトリプシン，エラスターゼは，いずれもペプチド鎖の内部を切断するエンドペプチダーゼである。カルボキシペプチダーゼは，カルボキシル末端（C末端）から1個ずつアミノ酸を離脱させるエキソペプチダーゼである。

多くの酵素は不活性なプロ酵素として消化管に分泌されるが，ポリペプチド鎖

炭素骨格
ある化合物において，炭素（C）同士が結合している部分。

プロ酵素
酵素前駆体。多くのプロテアーゼにみられるように，プロ酵素として消化管に分泌され，限定分解により活性型に変換される。かつてはチモーゲンとも呼ばれた。

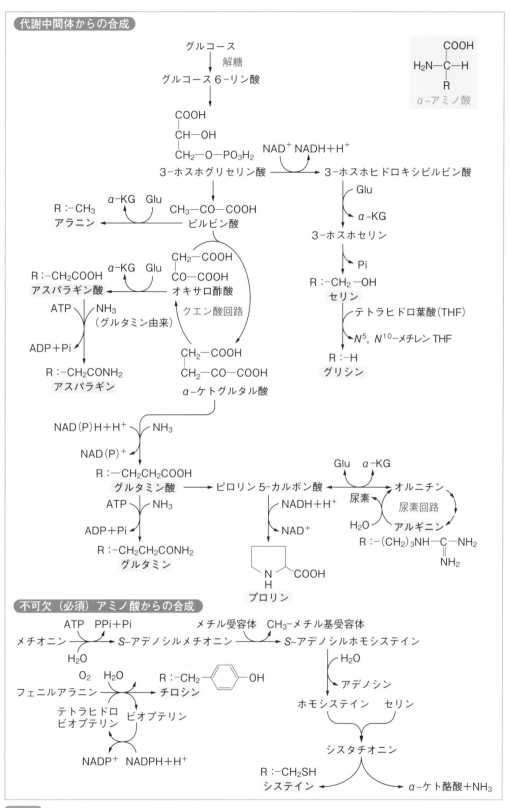

代謝中間体からの合成

不可欠（必須）アミノ酸からの合成

α-アミノ酸

図4-2 可欠（非必須）アミノ酸の合成

注）色文字：回路，文字：アミノ酸
　Glu：グルタミン酸，α-KG：α-ケトグルタル酸，R：側鎖，ATP：アデノシン 5′-三リン酸，ADP：アデノシン
　5′-二リン酸，NAD^+：酸化型ニコチンアミドアデニンジヌクレオチド，NADH：還元型ニコチンアミドアデニンジヌ
　クレオチド，$NADP^+$：酸化型ニコチンアミドアデニンジヌクレオチドリン酸，NADPH：還元型ニコチンアミドアデ
　ニンジヌクレオチドリン酸，NH_3：アンモニア，PPi：ピロリン酸，THF：テトラヒドロ葉酸，Pi：リン酸

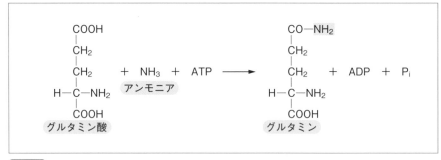

図4-3 グルタミンシンテターゼによるグルタミンの合成
注）ATP：アデノシン 5′-三リン酸，ADP：アデノシン 5′-二リン酸，Pi：リン酸

の一部が切断されて活性型となり，作用する。

●**たんぱく質の吸収**　アミノ酸 2 ～ 3 個のペプチドは，ペプチド輸送担体の作用で水素イオン（H^+）の濃度勾配を駆動力として小腸粘膜吸収細胞に取り込まれ，ペプチダーゼによりアミノ酸に分解される。オリゴペプチドは，小腸粘膜に存在するアミノペプチダーゼやジペプチダーゼの作用でアミノ酸に分解され，吸収細胞に取り込まれる。

●**アミノ酸の輸送**　小腸粘膜にはアミノ酸輸送担体が存在し，ナトリウムイオン（Na^+）との共輸送によりアミノ酸を取り込む。吸収されたアミノ酸は，門脈を経ていったん肝臓に入り，一部は肝臓たんぱく質や血漿たんぱく質の合成に使われる。それ以外のアミノ酸は，すでに存在するアミノ酸と合流し，循環血を介して末梢組織に送られる（図 4 - 4）。

●**分枝（分岐鎖）アミノ酸**　分枝アミノ酸は肝臓ではほとんど利用されず，肝臓を素通りして主に筋肉に取り込まれ，炭素骨格はエネルギー源として利用される。

●**グルコース -アラニン回路**[1]　分枝アミノ酸のアミノ基転移反応で離脱したアミノ基は，α-ケトグルタル酸に転移されグルタミン酸のアミノ基になった後，最終的にピルビン酸に転移され，アラニンとして血液中に放出される。アラニンは肝臓に取り込まれ，ピルビン酸に変換された後，糖新生でグルコースとなり，再び血液中に放出される。このような筋肉と肝臓との循環をグルコース-アラニン回路という（図 4 - 5）。筋肉からは，グルタミンも循環血中に放出される。グルタミンは，腎臓，消化管，肝臓に取り込まれる。腸は多くのグルタミンやグルタミン酸を代謝し，アラニンなどを生成・放出する。腎臓は**グルタミナーゼ**の作用でグルタミンをグルタミン酸とアンモニアに分解する。

●**細胞内たんぱく質の分解と再利用**[2]　細胞内におけるたんぱく質の分解は，ATP のエネルギーに依存したプロテアソームと呼ばれるたんぱく質の分解装置による分解と，オートファジー（自食作用）による分解がある。プロテアソームによる分解では，分解するたんぱく質をユビキチンと呼ばれる 76 残基のアミノ酸からなるたんぱく質で標識し（ユビキチン化），標識されたユビキチン化たんぱく質はプロテアソームですみやかに分解される。オートファジーによる分解で

分枝アミノ酸（分岐鎖アミノ酸，BCAA）
バリン，ロイシン，イソロイシンのように，側鎖に分枝した飽和炭化水素鎖をもつアミノ酸。

◀1 37-21

グルタミナーゼ
発酵食品では微生物由来のグルタミナーゼにより旨味の素となるグルタミン酸が産生される。

◀2 35-17

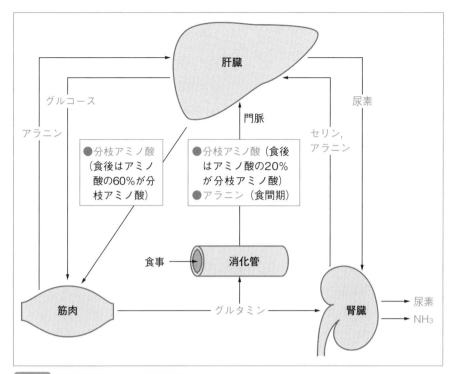

図4-4 臓器間でのアミノ酸の輸送

注）NH₃：アンモニア

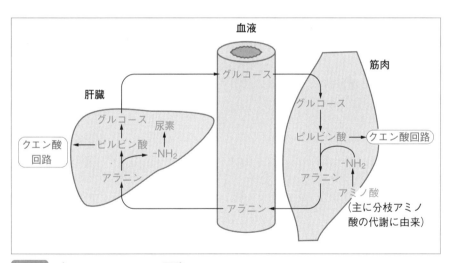

図4-5 グルコース‐アラニン回路

は，不要になった細胞質成分や細胞内小器官をオートファゴゾームと呼ばれる小胞に包み込み，リソソームと融合すると，リソソームのたんぱく質分解酵素によってオートファゴゾームに取り込まれたたんぱく質が分解される。

　オートファジーは，飢餓時に活性が上昇する。これは細胞自身が栄養飢餓を回避するために，一部のたんぱく質や老朽化した細胞内小器官を分解し，生じたアミノ酸は重要性の高いたんぱく質の合成に再利用していると考えられている。

◀35-21
34-21

c アミノ酸の分解；炭素骨格代謝，窒素代謝

●**アミノ酸の異化**　　　分枝アミノ酸以外のアミノ酸は，主に肝臓で異化される。アミノ酸異化の特徴は，最初にアミノ基と炭素骨格が分離されて，それぞれ異なる経路で代謝されることである（**図4-6**）。なお，アミノ基の分離は，ほとんどのアミノ酸はアミノ基転移反応によるが，一部のアミノ酸は脱アミノ反応による。

　　筋肉では，グリコーゲンの蓄積が少ないと分枝アミノ酸の異化が亢進する。

1 炭素骨格の代謝

　アミノ酸は体たんぱく質の合成に利用されるほか，炭素骨格はエネルギー源，糖新生（p.106，4-B-e）の材料および脂肪酸やケトン体の合成材料として利用される。なかでも，飢餓状態や糖尿病などエネルギー源として糖質の利用が制限される状況下では，体たんぱく質が分解され，アミノ酸がエネルギー源に流用されることになる。

●**アミノ基転移反応**　　　アミノ酸を分解する際には，エネルギー源として燃焼不可能なアミノ基の窒素原子の処理が重要である。筋肉など肝外組織でアミノ酸が代謝されるときには，トレオニンとリシン，プロリン（プロリンはイミノ基を含む）を除くα-アミノ酸のアミノ基はアミノ基転移反応により**α-ケト酸**（2-オキソ酸）に渡され，グルタミン酸を経て最終的にグルタミンとして肝臓と腎臓へ，またアラニンとして肝臓まで血液を介して運ばれる。

　すなわち，アミノ基転移反応とは，アミノ基転移酵素の作用により，アミノ酸のα位のアミノ基がα-ケト酸へと転移することで，α-ケト酸がアミノ酸に変換される反応のことである。一方，これによりアミノ酸からアミノ基が転移したことで生じたα-ケト酸は，糖質あるいは脂質の代謝系に入り利用される（**図4-6**）。

> **α-ケト酸**
> ケトン基とカルボキシル基を含む有機酸のことをケト酸といい，そのうちケトン基がα炭素にあるものをいう。ピルビン酸，α-ケトグルタル酸など。

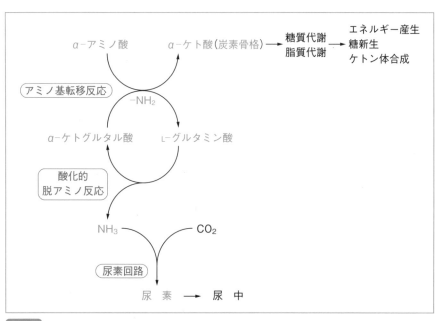

図4-6 アミノ酸異化の概要

なお,ほとんどのアミノ酸が異化の際にアミノ基転移反応を受けることができるが,リシン,トレオニン,プロリン,ヒドロキシプロリンは独自の酸化経路で代謝される。

・アミノ基転移酵素:主なアミノ基転移酵素には, アスパラギン酸アミノトランスフェラーゼ (AST;GOT) とアラニンアミノトランスフェラーゼ (ALT;GPT) がある。反応にはビタミン B_6 の補酵素型であるピリドキサールリン酸が必要である (図4-7)。AST は, 心臓, 肝臓, 骨格筋, 腎臓に高い活性がある。一方, ALT は, 肝臓に最も高い活性がある。

GOT・GPT
かつて, AST は GOT (グルタミン酸オキサロ酢酸トランスアミナーゼ), ALT は GPT (グルタミン酸ピルビン酸トランスアミナーゼ) と呼ばれた。

アミノ酸の炭素骨格は,各アミノ酸に特徴ある経路で代謝される (図4-8)。

●糖原性アミノ酸◀　　すべての可欠アミノ酸および不可欠アミノ酸のうち,Lの　◀37-21

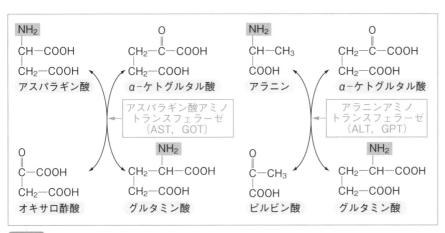

図4-7　主要なアミノ基転移酵素

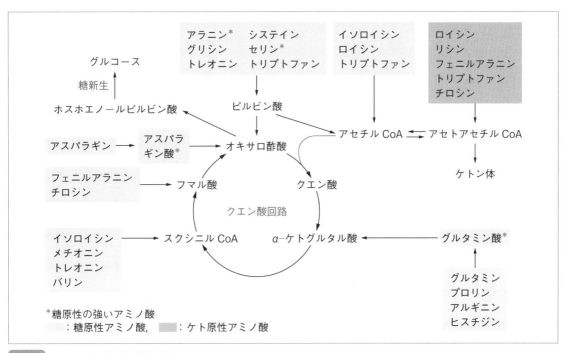

図4-8　アミノ酸の炭素骨格の利用

頭文字から始まるロイシンとリシン以外のアミノ酸の炭素骨格は，糖新生により
グルコースを生じる。これらのアミノ酸は糖原性アミノ酸と呼ばれる。

・アラニン，システイン，グリシン，セリン，トレオニン，トリプトファン：ピ
ルビン酸を経由して糖の代謝に入る。

・グルタミン酸，グルタミン，プロリン，アルギニン，ヒスチジン：α-ケトグ
ルタル酸を経由して糖の代謝に入る。

・イソロイシン，メチオニン，トレオニン，バリン：スクシニルCoAを経て糖
の代謝に入る。

・フェニルアラニン，チロシン：フマル酸を経由して糖の代謝に入る。

・アスパラギン，アスパラギン酸：オキサロ酢酸を経由して糖の代謝に入る。

　これらのアミノ酸のなかでも，アラニン，セリン，グルタミン酸およびアスパ
ラギン酸は，糖原性が強いアミノ酸である。

●**ケト原性アミノ酸**　　　ロイシン，リシン，フェニルアラニン，トリプトファン，
チロシンは，アセチルCoAやアセトアセチルCoAを経て脂質の代謝に入り，
ケトン体や脂肪酸を生じる。このようなアミノ酸をケト原性アミノ酸と呼ぶ。

　ロイシンとリシン以外のケト原性アミノ酸は，糖原性も示す。ロイシンは，特
に強いケト原性を示すアミノ酸である。

② 窒素代謝

●**アミノ基転移反応の可逆反応**　　　グルタミンは主に肝臓でアンモニアを放出して
グルタミン酸に変換され，クエン酸回路のα-ケトグルタル酸を経由して糖新生
系に入る。グルタミン酸は，グルタミン酸デヒドロゲナーゼ（グルタミン酸脱水
素酵素）による**酸化的脱アミノ反応**を受けて，アンモニアとα-ケトグルタル酸（炭
素骨格）を生じる（p.84，図4-6参照）。

> 補足｜グルタミン酸がアミノ基転移反応を受けると，α-ケトグルタル酸になる。

　アンモニアは，肝臓の尿素回路で尿素に変換され，大半の炭素骨格は肝臓の糖
新生系を経て血糖となる（糖原性アミノ酸）。また，何種類かのアミノ酸の炭素
骨格は，アセチルCoAやアセトアセチルCoAを経由してケトン体を生じる（ケ
ト原性アミノ酸）（p.103，図4-25参照）。

●**アンモニアの輸送**　　　脳や筋肉は，組織内で発生したアンモニアを，グルタミン
シンテターゼの作用でグルタミン酸に渡してグルタミンを合成し，循環血中に放
出する（p.82，図4-3参照）。グルタミンは，肝臓や腎臓，消化管に取り込ま
れる。腎臓では尿細管に存在するグルタミナーゼの反応で，アンモニアとグルタ
ミン酸に分解され，アンモニアは尿中に排泄される（図4-9）。なお，アンモ
ニアは，体液の酸塩基平衡の調節に用いられている。

　肝臓では，グルタミナーゼの反応でアンモニアとグルタミン酸に分解された後，
尿素回路で尿素に変換される。

●**尿素回路（オルニチン回路）**　　　肝臓には，アンモニア（アミノ窒素）の処理機
構が存在する。グルタミン酸は，ミトコンドリアにおいてグルタミン酸デヒドロ

酸化的脱アミノ反応
肝臓で行われるアミノ酸
分解の一過程。アミノ酸
からαアミノ基がアンモ
ニアへ転移され，αアミ
ノ基が離脱したアミノ酸
は糖新生に利用されるか
分解される。

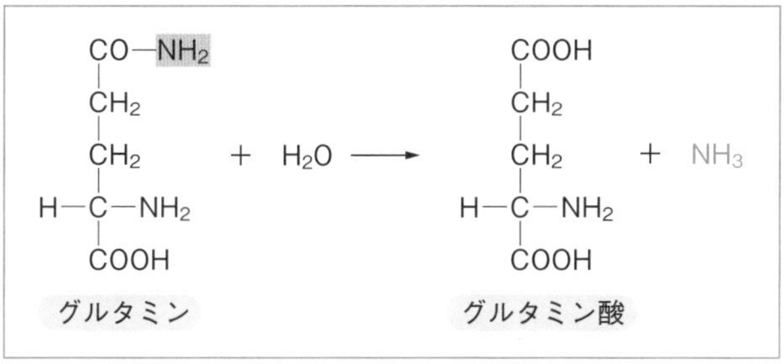

図4-9　グルタミナーゼによるグルタミンの代謝
注）NH_3：アンモニア

ゲナーゼ（グルタミン酸脱水素酵素）の作用を受けて，アンモニアとα-ケトグルタル酸を生じる。この反応には水素受容体としてNAD^+が必要である。

尿素回路の5段階の反応のうち，第1段階（図4-10❶）と第2段階（❷）はミトコンドリア，第3～5段階（❸～❺）は細胞質ゾルで行われ，三つのアミノ酸（シトルリン，アルギニン，オルニチン）がかかわる。シトルリンとオルニチンはたんぱく質中には存在しないアミノ酸である。

・第1段階（❶）：グルタミン酸の酸化的脱アミノ反応で生じたアンモニアは，直ちに二酸化炭素（CO_2）に導入され，カルバモイルリン酸を生じる。この反応にはATPのエネルギーが必要である。

・第2・3段階（❷・❸）：カルバモイルリン酸のカルバモイル部分が，オルニチンと縮合してシトルリンになった後，二つ目のアンモニアがアスパラギン酸から導入されてアルギニノコハク酸（アルギノコハク酸ともいう）が生じる。

・第4段階（❹）：アルギニノコハク酸の分解反応で，可欠アミノ酸であるアルギニンが生成し，フマル酸が離脱する。

・第5段階（❺）：アルギナーゼによりアルギニンが加水分解されて尿素が生成し，オルニチンが再生される。尿素は血液を経て腎臓に送られ尿中に排泄される。

○**クエン酸回路との関係**：尿素に含まれる二つのアンモニア（アミノ窒素）は，いずれもグルタミン酸に由来している。二つ目のアンモニアはアスパラギン酸から導入されるが，このアンモニアはグルタミン酸からオキサロ酢酸に転移されたものである。アスパラギン酸の炭素骨格は，フマル酸に変化して第4段階で離脱し，クエン酸回路に入ってオキサロ酢酸に再生されるので，尿素合成に再利用できる。このように，尿素回路とクエン酸回路の回転は関連している（図4-11）。

○**窒素出納**：体内に取り入れられた窒素量と体外に排泄された総窒素量との差を，窒素出納と呼ぶ。体内に取り入れられた窒素は，すべて食事たんぱく質に由来する。窒素排泄量は，尿中・便中の窒素量および汗，皮膚表皮，爪などからの経皮窒素量の総和であるが，大部分は尿中排泄である。健常成人では，摂取窒素量と総排泄窒素量はほぼ等しく，窒素平衡あるいはゼロ出納と呼ぶ（p.79，図4-1参照）。妊娠期・成長期には，窒素出納は正（プラス）となる。

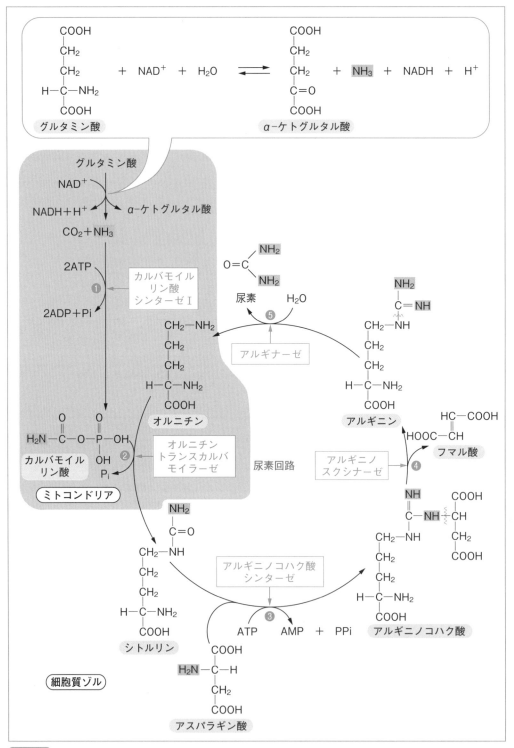

図4-10　尿素の生合成

注）NAD$^+$：酸化型ニコチンアミドアデニンジヌクレオチド，NADH：還元型ニコチンアミドアデニンジヌクレオチド，
ATP：アデノシン 5′-三リン酸，ADP：アデノシン 5′-二リン酸，AMP：アデノシン 5′-一リン酸，PPi：ピロリン酸，
Pi：リン酸

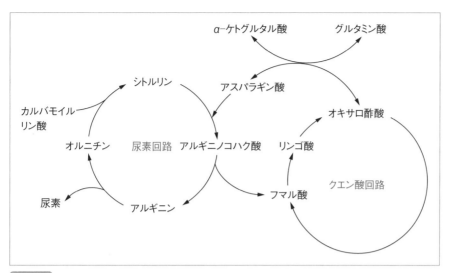

図4-11 **クエン酸回路と尿素回路の連動**

d アミノ酸に由来する生体物質

アミノ酸は，ポルフィリン，クレアチン，プリンとピリミジンヌクレオチド，ホルモン，ビタミン，神経伝達物質などの合成材料となる。

1 ポルフィリン

ほ乳類の多くの組織において，クエン酸回路の中間体であるスクシニルCoAとグリシンを材料として，δ-アミノレブリン酸（ALA），ポルホビリノーゲン，ウロポルフィリノーゲンⅢを経て，プロトポルフィリンⅨがつくられる。

プロトポルフィリンⅨに鉄が導入されるとヘムとなり，たんぱく質部分であるグロビンと結合してヘモグロビンが形成される（図4-12）。ヘムは，シトクロム，カタラーゼなどのヘムたんぱく質の補欠分子族でもある。

先天性代謝異常症として，ヘム生合成にかかわる酵素の遺伝子変異が原因で発症するポルフィリン症が存在する。

2 クレアチン，クレアチンリン酸，クレアチニン

アルギニンとグリシンを材料としてグアニジノ酢酸がつくられた後，S-アデノシルメチオニンからメチル基が供与されてクレアチンが形成される。クレアチンキナーゼの反応でクレアチンにATPの高エネルギーリン酸が導入されるとクレアチンリン酸を生じる。クレアチンリン酸は，筋肉において高エネルギーリン酸結合の貯蔵体となる。急激な運動でATPが不足した場合は，クレアチンリン酸とADPからATPを合成する。そして，クレアチンリン酸は，筋肉で非酵素的な脱水とリン酸基の離脱でクレアチニンになり，尿中に排泄される（図4-13）。健常人では，尿中クレアチニン排出量は体内筋肉量に比例する。

3 生理活性アミン

アミンとは，化学合成上重要な物質で，アンモニアの水素原子をアルキル基など

ポルフィリン
ピロール環が四つ組み合わさってできた環状構造をもつ化合物。この環状構造自体をポルフィンと呼び，これに置換基が付いた化合物も総称してポルフィリンと呼ぶ。

ポルフィリン症
ヘム合成過程の代謝異常により大量のポルフィリン，5-アミノレブリン酸，ポルホビリノーゲンなどが尿中に排出される疾患。

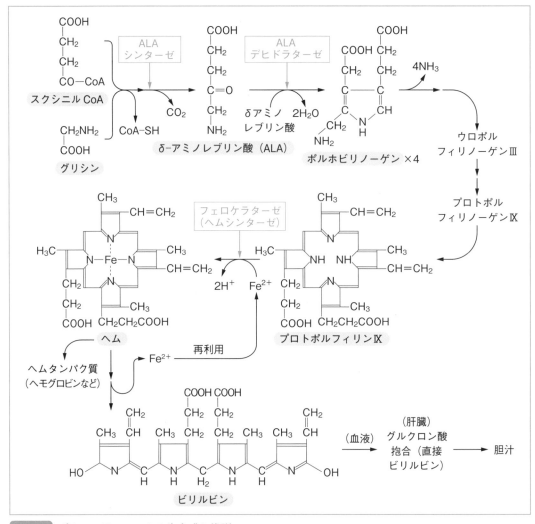

図4-12　ポルフィリン，ヘムの生合成と代謝

の炭化水素基または芳香族原子団で置換した化合物のことである。

●**ナイアシン，セロトニン，メラトニンの合成**　トリプトファンを合成材料として，ビタミンB群の一つである**ナイアシン**（ニコチン酸，ニコチンアミド）と神経伝達物質の**セロトニン**や**メラトニン**がつくられる（**図4-14**）。

メラトニン
メラトニンは，松果体より分泌されるホルモンで，光の刺激によって制御され，体内時計に重要な役割を担っている。睡眠の調節や体内リズムの調節，抗酸化活性など多くの生理機能に関与している。

　ナイアシンは，酸化型ニコチンアミドアデニンジヌクレオチド（NAD$^+$），還元型ニコチンアミドアデニンジヌクレオチド（NADH），酸化型ニコチンアミドアデニンジヌクレオチドリン酸（NADP$^+$ ＋ H$^+$），還元型ニコチンアミドアデニンジヌクレオチドリン酸（NADPH）に代謝され，水素受容体や水素供与体となる。セロトニンは，強い血管収縮物質である。メラトニンは，概日リズム（日内リズム，サーカディアンリズム）の発現に関係する（**表4-1**）。

◀35-18
35-21

●**γ-アミノ酪酸（GABA），ヒスタミンの合成**◀　グルタミン酸の脱炭酸反応により，**γ-アミノ酪酸（GABA）**が合成される。GABA は主に脳組織で合成され，抑制性の神経伝達物質として機能する。ヒスチジンの脱炭酸反応では，ヒスタミ

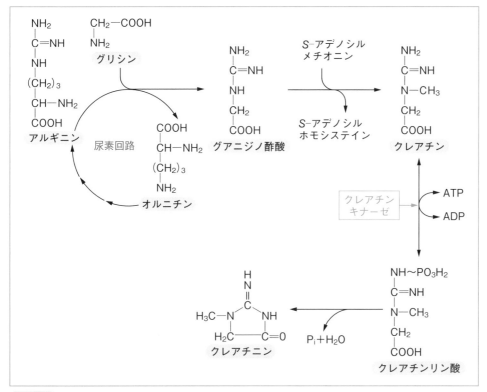

図4-13 クレアチンリン酸の合成と代謝
注）ATP：アデノシン 5′-三リン酸，ADP：アデノシン 5′-二リン酸，Pi：リン酸

ンが生成し（**表**4-1，**図**4-15），ヒスタミンは，アレルギー反応に関係する。

4 一酸化窒素

　一酸化窒素（NO）は，**内皮細胞由来弛緩因子（EDRF）** の本体として提唱され，単純な構造であるにもかかわらず，強力で多彩な作用を発揮する生理活性物質である。ガス状のラジカルである NO は，**一酸化窒素合成酵素（NO シンターゼ；NOS）** の作用でアルギニンと酸素から合成される。

$$\text{L-アルギニン} \rightarrow \text{L-シトルリン} + \text{NO}$$

　NOS には，血管内皮型 NOS（eNOS），神経型 NOS（nNOS）および誘導型 NOS（iNOS）の 3 種類が存在する。eNOS と nNOS は，Ca^{2+} と**カルモジュリン**で活性化され，血管内皮や神経系などで常時発現している。一方，平滑筋細胞やマクロファージの NOS は，通常活性は低いが各種の刺激で誘導されるので，iNOS と呼ばれる。NO は，ガス状の非極性物質であるために細胞膜を自由に通過でき，各種の組織や細菌などに直接作用することが可能である。

●**血管拡張作用**　　血管内皮で合成・分泌された NO は，血管平滑筋に働きかけて弛緩させ，その結果動脈を拡張させて血流量を増やす。この作用には，グアニル酸シクラーゼの活性化と細胞内サイクリック GMP（環状グアノシン 3′，5′-一リン酸，cGMP）濃度の上昇が関与している。環状血管拡張剤であるニトログ

内皮細胞由来弛緩因子（EDRF）
血管内皮細胞から産生される一酸化窒素（NO）には血管拡張作用（降圧作用）があることから，このように呼ばれる。

カルモジュリン
カルシウム量を感知し，カルシウム感受性酵素，イオンチャネルなどに信号を伝える細胞内カルシウム結合たんぱく質，分子内に 4 個のカルシウムを結合し，キナーゼやホスファターゼ，ホスホジエステラーゼなどを活性化する。

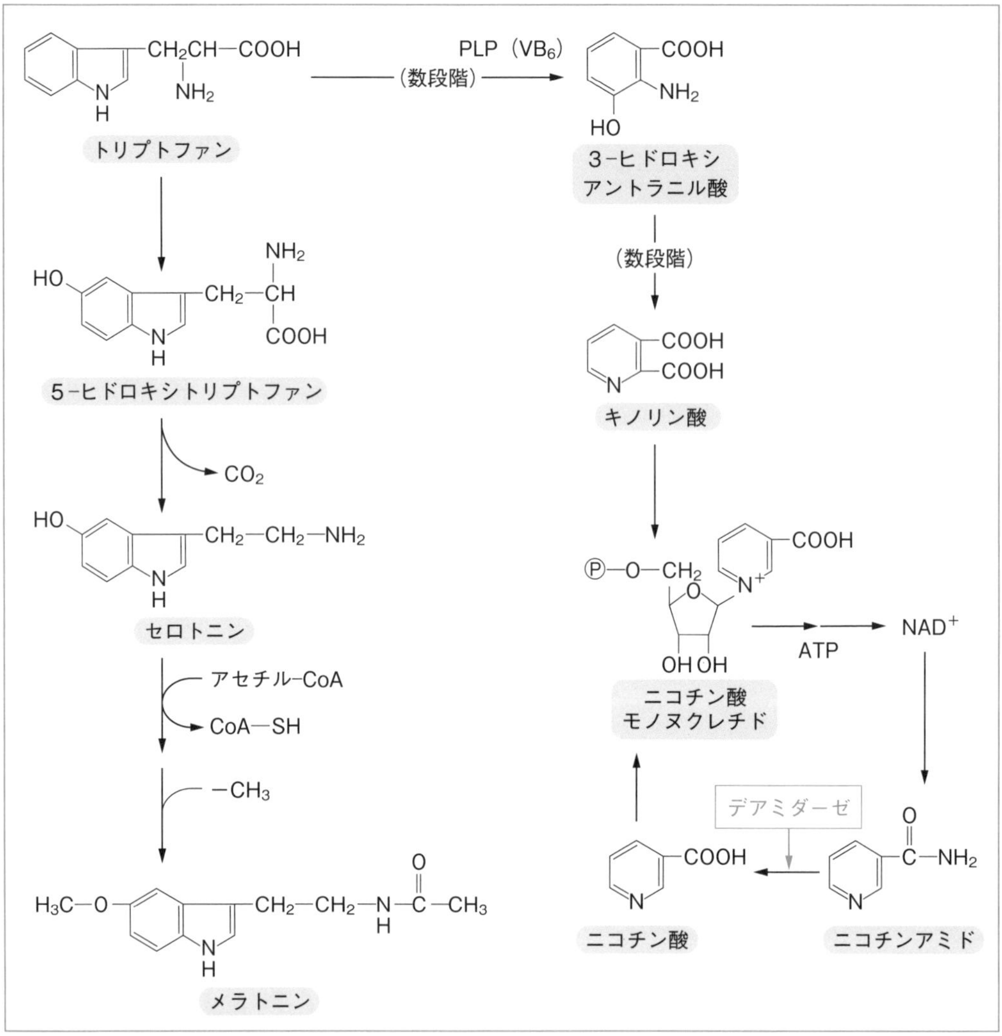

図4-14 トリプトファンからのセロトニン，メラトニンおよびナイアシンの合成
注）PLP：ピリドキサールリン酸，VB₆：ビタミン B₆，ATP：アデノシン 5′-三リン酸，NAD⁺：酸化型ニコチンアミド
アデニンジヌクレオチド，CoA-SH：補酵素（コエンザイム A）

表4-1 生理活性アミンの作用

合成材料アミノ酸	生体アミン	生理作用
トリプトファン	セロトニン	神経伝達物質，平滑筋収縮，血管収縮
	メラトニン	概日リズム（サーカディアンリズム）の発現
チロシン	アドレナリン（エピネフリン）	血糖上昇，心拍出力増加，末梢血管抵抗減少
	ノルアドレナリン（ノルエピネフリン）	心拍出力減少，血圧上昇
	ドーパミン	ホルモン分泌，平滑筋弛緩，記憶と学習
グルタミン酸	γ-アミノ酪酸（GABA）	抑制性の脳内神経伝達物質
ヒスチジン	ヒスタミン	毛細血管拡張，平滑筋収縮（アレルギー反応の際に肥満細胞から放出）
アルギニン	一酸化窒素（NO）	血管拡張，殺菌

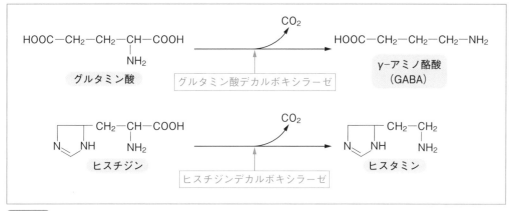

図4-15 γ-アミノ酪酸およびヒスタミンの合成

リセリンの心臓に対する作用にも，NO をシグナル分子とする細胞内 cGMP 濃度の上昇が関与している。

●生体防御作用　　生体に細菌，ウイルス，真菌などが感染すると，これらの微生物が放出する物質や膜物質などにより生体防御系細胞が刺激され，種々のサイトカインが産生放出される。これにより，種々の細胞が刺激されて iNOS が誘導され，多量の NO が産生放出されることで，殺菌作用により生体を防御する。また，マクロファージが産生する NO が抗腫瘍作用をもつことも示されている。

5 胆汁色素

老朽化した赤血球は，主に脾臓において分解され，グロビンと解離したヘムはビリベルジンを経てビリルビンに代謝される。そして，ヘムから遊離した鉄原子はヘモグロビン合成に再利用される。ビリルビンは血清アルブミンと結合し，血中を介して肝臓に送られ，UDP-グルクロン酸（ウリジン 5′-二リン酸-グルクロン酸）を用いて 2 個のグルクロン酸が結合された抱合体（胆汁色素，直接ビリルビン）となり，胆汁中に放出される（p. 90，図 4-12 参照）。

6 ヌクレオチド

核酸の構成単位であるヌクレオチドは，塩基，五炭糖（リボースまたはデオキシリボース）およびリン酸で構成されている。塩基にはプリン（アデニンとグアニン）とピリミジン（シチジン，チミジン，ウリジン）の 2 種類がある。

グリシン，グルタミン，アスパラギン，アスパラギン酸の窒素が，プリンヌクレオチドとピリミジンヌクレオチドの合成に使われる（p. 124，図 4-47・p. 125，図 4-48 参照）。

7 生理活性ペプチド◀

◀35-21

アミノ酸が数個～数十個つながったペプチドには，さまざまな生理活性をもつものがあり，ペプチドホルモンや神経ペプチドと呼ばれている。

チロシンからドーパを経て，ドーパミン，ノルアドレナリン（ノルエピネフリン）およびアドレナリン（エピネフリン）が合成される（図4-16）。ドーパミンの合

Column | アミノ酸の代謝異常症

● **フェニルケトン尿症**：フェニルアラニン 4-ヒドロキシラーゼの欠損による。
● **ホモシスチン尿症**：シスタチオニン-β シンターゼの遺伝子異常によるものや，5, 10-メチレンテトラヒドロ葉酸レダクターゼ（還元酵素）の遺伝子異常が原因で，ホモシステインの再メチル化が低下したものなどがある。シスタチオニン-β シンターゼの遺伝子異常では著しく血中ホモシステイン濃度は上昇する。血中ホモシステイン濃度の軽～中等度の上昇は，冠動脈疾患や血栓症のリスクを増大する（**図a**）。
● **メープルシロップ尿症**：α-ケト酸デカルボキシラーゼの欠損による，分枝α-ケト酸の代謝異常症である（**図b**）。

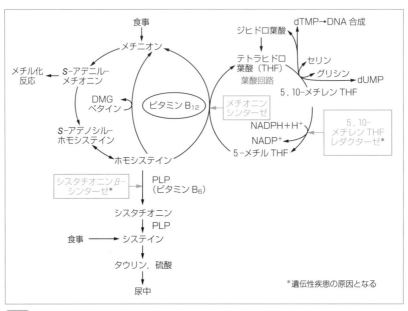

図a メチオニン，ホモシステインの代謝と葉酸代謝

注）DMG：ジメチルグリシン，PLP：ピリドキサールリン酸，dTMP：チミジル酸（チミジン 5′-一リン酸），dUMP：デオキシウリジン 5′-一リン酸，NADPH：還元型ニコチンアミドアデニンジヌクレオチドリン酸，$NADP^+$：酸化型ニコチンアミドアデニンジヌクレオチドリン酸

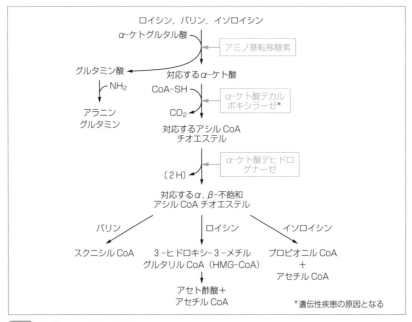

図b 分枝アミノ酸の代謝

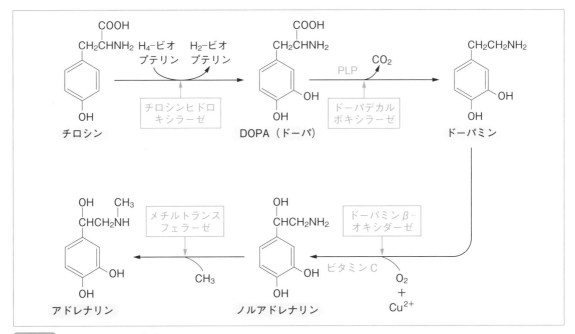

図4-16　アドレナリンの合成
注）PLP：ピリドキサールリン酸，CH₃：メチル基

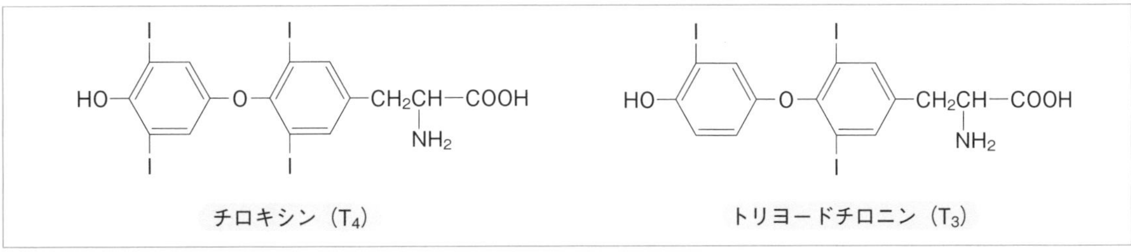

図4-17　甲状腺ホルモン

成には補助因子としてビオプテリンとピリドキサールリン酸，ノルアドレナリンの合成にはビタミン C が必要である。

　色素細胞（メラノサイト）では，チロシンから L- ドーパを経てチロシナーゼの作用で黒色色素メラニンがつくられる。チロシンにヨウ素が結合すると，甲状腺ホルモンであるチロキシンとトリヨードチロニンがつくられる。チロキシンは，ヨウ素を 4 原子含むホルモンである（図4-17）。

B　糖質の代謝

　図4-18にグルコースからのエネルギー産生の概要を示した。

ⓐ 解糖系

◀37-21
33-21
33-22
33-23

1 乳酸と嫌気性代謝◀

●解糖とは　　解糖は，グルコースを分解しエネルギーを得る過程のことで，細胞

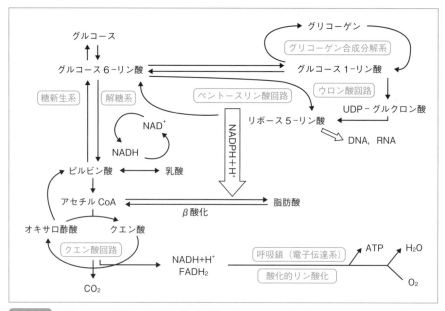

図4-18　グルコース代謝とエネルギー産生

注）グルコースは ATP 合成のみならず，脂肪酸，コレステロール，核酸の材料である五炭糖合成の基質である。それぞれの代謝系を理解する必要がある。

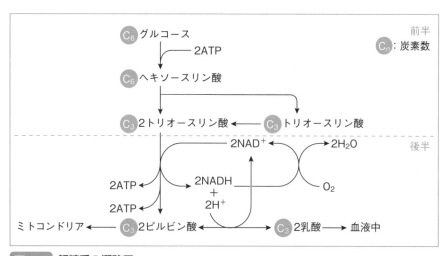

図4-19　解糖系の概略図

注）NAD⁺：酸化型ニコチンアミドアデニンジヌクレオチド，NADH：還元型ニコチンアミドアデニンジヌクレオチド

質ゾルで行われる。解糖が行われる経路は解糖系と呼ばれ，酸素を必要としない嫌気的代謝経路である。10段階の反応で1分子のグルコースを2分子のピルビン酸あるいは乳酸に代謝する（図4-19）。

　解糖は，酸素の供給が不足した激しい運動時の筋肉細胞やミトコンドリアのない赤血球では，最終産物として乳酸を生じる。この場合，同時に酸化型ニコチンアミドアデニンジヌクレオチド（NAD⁺）が再生されるので，嫌気的解糖が停止することはない。一方，脳や肝臓のように酸素の供給が十分な好気的条件下では，最終産物としてピルビン酸が生じ，ミトコンドリア内に入る。

● **解糖の過程**　前半の段階では，グルコース 1 分子当たり 2 分子の ATP を消費して，1 分子の六炭糖リン酸（ヘキソースリン酸）を 2 分子の三炭糖リン酸（トリオースリン酸）に開裂する。後半の段階では**基質レベルのリン酸化**（基質準位のリン酸化）で，グルコース 1 分子当たり 4 分子の ATP が合成される。さらに，グリセルアルデヒド 3 -リン酸の脱水素反応では 2 分子の還元型ニコチンアミドアデニンジヌクレオチド〔NADH（NADH + H$^+$）〕が生成するが，乳酸が生成すると消費される。

● **グルコースのリン酸化**　解糖の最初の段階は，肝臓と膵臓 β 細胞はグルコキナーゼ，それ以外の組織はヘキソキナーゼによって行われる。ヘキソキナーゼは K_m 値（ミカエリス定数，p.70）が低く，基質であるグルコースとの親和性が高いため空腹時に血糖が下がった状態でも効率よくグルコースをグルコース 6 -リン酸に変換するが，グルコース 6 -リン酸濃度が高くなると律速酵素であるヘキソキナーゼの活性は阻害される。一方，グルコキナーゼは K_m 値が高く，食後に血糖が上がると効率よくグルコース 6 -リン酸に変換し，解糖やグリコーゲン合成へのグルコースの利用性を高める。律速酵素ではないグルコキナーゼ活性はグルコース- 6 リン酸で阻害されない（**図 4 -20**）。

● **ATP の合成**　解糖では，中間体として生成される高エネルギーリン酸化合物の 1 , 3 -ビスホスホグリセリン酸（グリセリン酸 1 , 3 -二リン酸），あるいはホスホエノールピルビン酸の分解反応に共役した基質レベルのリン酸化により，グルコース 1 分子当たり 4 分子の ATP が合成される。しかし，前述のグルコースのリン酸化で 2 分子使われているため，解糖系で実際に得られる ATP は 2 分子である。

② 解糖と呼吸の競合

◀33-21

● **シャトル系による輸送**　解糖では，グリセルアルデヒド 3 -リン酸の脱水素反応で 2 分子の NADH（NADH + H$^+$）が合成される。NADH はミトコンドリア膜を通過できないので，シャトルと呼ばれる特殊な輸送系でミトコンドリア内に運ばれて呼吸鎖（電子伝達系）に連なる。筋肉ではグリセロールリン酸シャトル，肝臓，心臓，腎臓ではリンゴ酸 -アスパラギン酸シャトルで輸送される（**図 4 -21**）。

● **コリ回路**　筋肉では，嫌気的代謝（解糖反応）および好気的代謝による，グルコースからの ATP 産生が行われる。ミトコンドリアを持たない赤血球や激しく活動する筋肉では，酸素が利用されないため，嫌気状態でピルビン酸はさらに乳酸脱水素酵素により乳酸に還元され，循環血中に放出される。この反応で，解糖系で生成した 2 分子の NADH は消費される。乳酸は，血液を経て肝臓に取り込まれ，糖新生によりグルコースに再生され，再び循環血中に放出される。このような赤血球や筋肉と肝臓との循環を，発見者のコリ夫妻の名に由来してコリ回路と呼ぶ（**図 4 -22**）。

● **糖新生**（p.106 参照）**との関係**　解糖は，ヘキソキナーゼ，ホスホフルクト

基質レベルのリン酸化
解糖系やクエン酸回路において，高エネルギー化合物からリン酸基を ADP へ転移させて ATP を生じること。

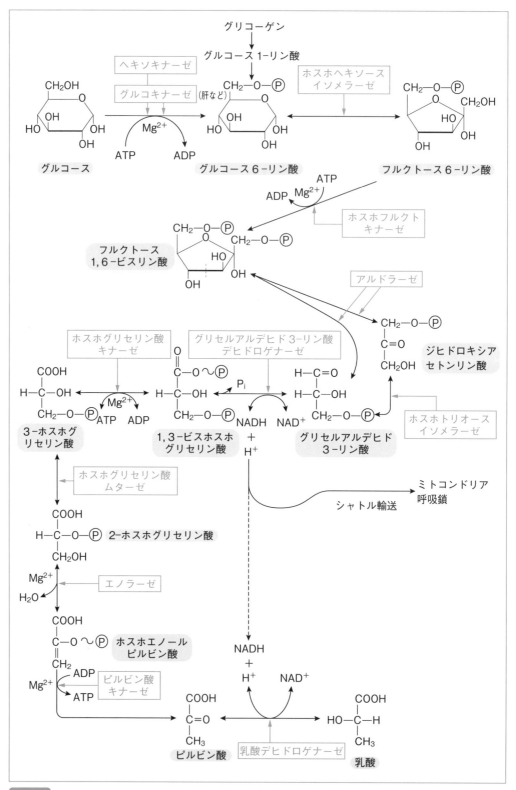

図4-20 解糖系路の詳細図

注) P: $-PO_3H_2$, Pi: H_3PO_4, ATP: アデノシン 5′-三リン酸, ADP: アデノシン 5′-二リン酸, NADH: 還元型ニコチンアミドアデニンジヌクレオチド, NAD^+: 酸化型ニコチンアミドアデニンジヌクレオチド

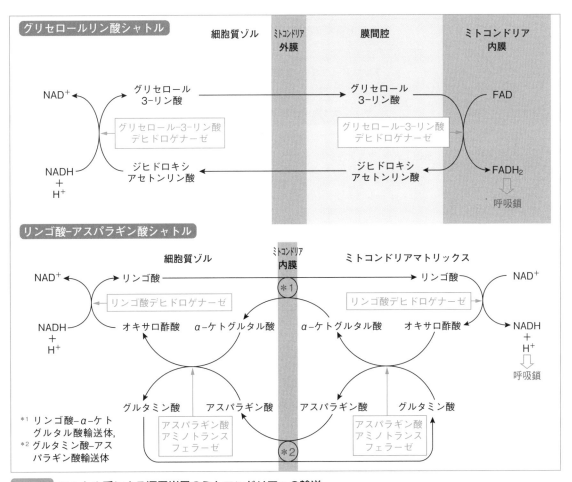

図4-21　シャトル系による還元当量のミトコンドリアへの輸送

注）NAD⁺：酸化型ニコチンアミドアデニンジヌクレオチド，NADH＋H⁺：還元型ニコチンアミドアデニンジヌクレオチド，FAD：
　酸化型フラビンアデニンジヌクレオチド，FADH₂：還元型フラビンアデニンジヌクレオチド

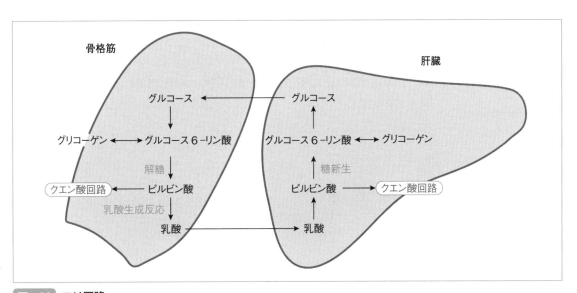

図4-22　コリ回路

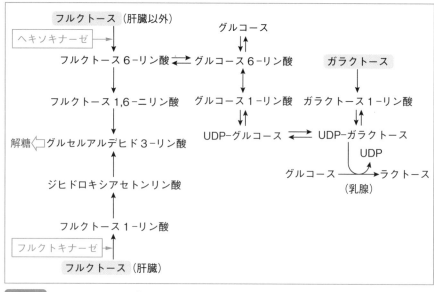

図4-23 フルクトース，ガラクトースの代謝
注）UDP：ウリジン 5′-二リン酸

キナーゼおよびピルビン酸キナーゼの三つの段階で調節されている。これらの 3 段階は，いずれも不可逆的な反応である。解糖は，逆行することで糖新生にも使われるが，これら 3 か所では迂回路の反応が使われる。

3 乳糖・多糖合成（図 4-23）

フルクトースとガラクトースは途中段階から解糖に入り異化される。

フルクトースは，肝臓ではフルクトース 1-リン酸からジヒドロキシアセトンリン酸を経て解糖に流入する。肝臓以外の組織では，フルクトース 6-リン酸に変換されて解糖に入る。肝臓では，インスリン非依存的にグリセルアルデヒドを介して解糖系に入り，グルコースより早く代謝される。

ガラクトースは肝臓において，UDP-ガラクトースと UDP-グルコースの交換反応を経て容易にグルコース 1-リン酸に変換され，解糖で代謝される。

ほ乳類の乳腺では，ラクトース（乳糖）を合成するために必要な UDP-ガラクトースを UDP-グルコースから合成して供給する。

◀33-23

b クエン酸回路

1 有機酸と脱炭酸

解糖で生成したピルビン酸は肝臓，脳などの好気的組織や酸素の供給が十分ある筋肉組織ではミトコンドリアに入り，ピルビン酸デヒドロゲナーゼ（ピルビン酸脱水素酵素）複合体の作用でアセチル CoA に変換される。1 分子のピルビン酸がアセチル CoA に変換すると，1 分子の還元型ニコチンアミドアデニンジヌクレオチド〔NADH（NADH ＋ H$^+$）〕と 1 分子の二酸化炭素（CO_2）が生じる（**図4-24**）。

一連の反応には，5 種類の補助因子が必要である。ビタミン B$_1$ の補酵素型であ

UDP-ガラクトース
ウリジン 5′-二リン酸ガラクトース。多糖の生合成の中間体。

UDP-グルコース
ウリジン 5′-二リン酸グルコース。グリコーゲン合成などの過程で生成する活性型のグルコース。グリコーゲン合成酵素の基質。UDP-ガラクトースや UDP-グルクロン酸に変換され，ガラクトースやグルクロン酸を含む多糖の材料となる。

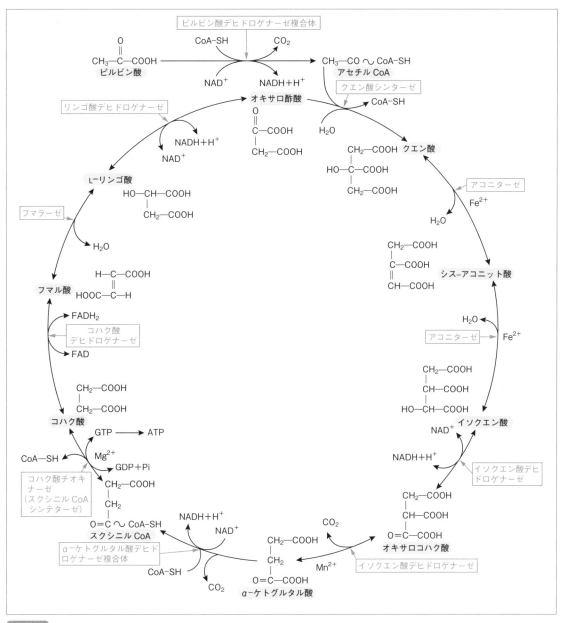

図4-24　クエン酸回路

注）CoA-SH：補酵素 A（コエンザイム A），NAD$^+$：酸化型ニコチンアミドアデニンジヌクレオチド，NADH：還元型ニコチンアミドアデニンジヌクレオチド，FADH$_2$：還元型フラビンアデニンジヌクレオチド，FAD：酸化型フラビンアデニンジヌクレオチド，GTP：グアノシン 5′-三リン酸，GDP：グアノシン 5′-二リン酸，ATP：アデノシン 5′-三リン酸

るチアミン二リン酸（チアミンピロリン酸）は特に重要で，エネルギー産生においてグルコースへの依存度が高い脳・神経系では，ビタミン B$_1$ の不足により脚気などの代謝性疾患を引き起こす。

② 好気性代謝と脱水素

●クエン酸回路　　クエン酸回路は，ミトコンドリアマトリックスに存在し，糖質，脂質あるいはたんぱく質の代謝で生じたアセチル CoA を酸化する（図 4-24）。クエン酸回路の反応は，八つの酵素（酵素複合体）からなり，そのうちの四つは

デヒドロゲナーゼ（脱水素酵素）である。酸素と直接反応する段階はない。

三つのデヒドロゲナーゼ反応では，水素受容体として NAD^+ が使われる。コハク酸デヒドロゲナーゼ（コハク酸脱水素酵素）の反応では，水素受容体として酸化型フラビンアデニンジヌクレオチド（FAD）が使われる。この酵素複合体は，呼吸鎖の構成体である複合体Ⅱと同じものである（p.66 参照）。クエン酸回路では，最初の反応で，アセチル CoA はオキサロ酢酸と縮合しクエン酸となって回路に導入されるが，回路を 1 回転するとオキサロ酢酸は再生される。

●**異化反応と酸化的リン酸化**　　1 分子のアセチル CoA が回路を 1 回転し酸化されると，3 分子の NADH（NADH ＋ H^+）と 1 分子の還元型フラビンアデニンジヌクレオチド（$FADH_2$）が合成され，2 分子の二酸化炭素（CO_2）が放出される。1 分子のアセチル CoA が酸化され，2 分子の CO_2 が放出されるには，酸素 4 原子が必要である。しかし，アセチル CoA には 1 原子の酸素しか含まれていない。残りの 3 原子は水分子（H_2O）から導入される。このように，クエン酸回路で生じた NADH（NADH ＋ H^+）と $FADH_2$ は呼吸鎖（電子伝達系）で酸化され，酸化的リン酸化機構により ATP を生じる（図 4-25）。

また，クエン酸回路では，スクシニル CoA の分解反応に共役した基質レベルのリン酸化で GTP がつくられる。この GTP の高エネルギーリン酸はただちに ADP に渡され，ATP に変換される。

●**解糖，クエン酸回路の中間体**　　栄養素の変換にも使われる。

・ピルビン酸，α-ケトグルタル酸，スクシニル CoA，フマル酸，オキサロ酢酸：これらはアミノ酸の炭素骨格から生じており，クエン酸回路を経由して糖新生に使われる。

・ピルビン酸，α-ケトグルタル酸，オキサロ酢酸：可欠アミノ酸の炭素骨格となる。

・クエン酸：細胞質に輸送され，アセチル CoA に変換されて脂肪酸の合成材料となる。

・スクシニル CoA：ポルフィリンの合成材料に使われる。

◀35-21
35-71
34-21

●**C ペントースリン酸回路**◀ ···

●**ペントースリン酸回路（五炭糖リン酸回路）**　　解糖の側路で細胞質ゾルに存在し，肝臓，副腎，脂肪細胞，授乳中の乳腺，睾丸，赤血球に高い活性が存在する。酸化的過程と（非酸化的）炭素鎖交換過程からなる（図 4-26）。

・酸化的過程：エネルギー産生には関与しないが，二つの脱水素反応でグルコース 6-リン酸 1 分子当たり 2 分子の還元型ニコチンアミドアデニンジヌクレオチドリン酸〔NADPH（NADPH ＋ H^+）〕を合成・供給することができる。NADPH は，コレステロール，脂肪酸，胆汁酸，ステロイドホルモンなどの脂質の合成に必要である。

・炭素鎖交換過程：ヌクレオチドや補酵素の合成に必要なリボース 5-リン酸を

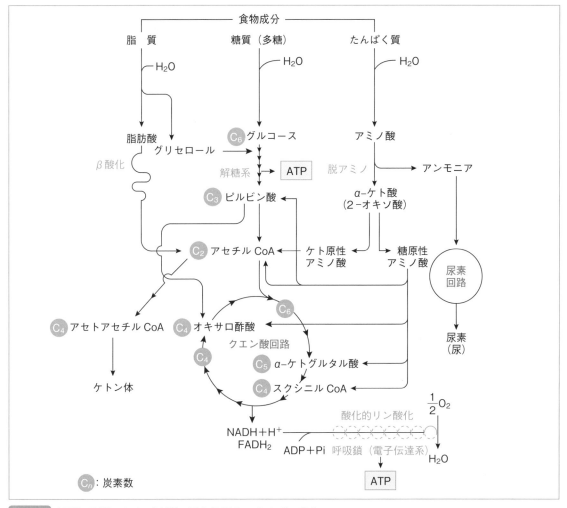

図4-25　糖質，脂質，たんぱく質の異化作用とエネルギー産生

注）ATP：アデノシン 5′-三リン酸，ADP：アデノシン 5′-二リン酸，NADH：還元型ニコチンアミドアデニンジヌクレオチド，
Pi：リン酸

供給する。

●**ウロン酸回路（グルクロン酸経路）**　　細胞質ゾルに存在し，解糖，グリコーゲ
ン代謝およびペントースリン酸回路と接続している。ペントースリン酸回路とは，
この回路の中間体であるキシルロース 5-リン酸（リブロース 5-リン酸から変
換）を介してつながっている。

　エネルギー産生には関与しないが，ビリルビン，ステロイドホルモン，脂溶性
薬物などの抱合・排泄，あるいはグリコサミノグリカン（ムコ多糖類）の合成に
必要な UDP-グルクロン酸（ウリジン 5′-二リン酸-グルクロン酸）を供給する。
また，ヒト，サル，モルモットでは，ビタミン C 合成にかかわる酵素の遺伝子
は欠損しているが，それ以外の動物ではウロン酸より L-グロノラクトンを介し
てビタミン C を体内で合成することができる（**図4-27**）。

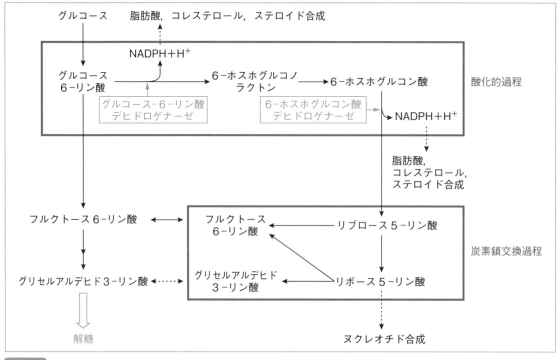

図4-26 ペントースリン酸回路

注）NADPH：還元型ニコチンアミドアデニンジヌクレオチドリン酸

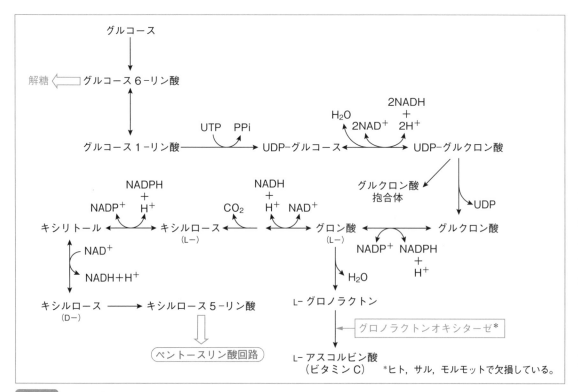

図4-27 ウロン酸回路

注）UTP：ウリジン 5′-三リン酸，PPi：ピロリン酸，UDP：ウリジン 5′-二リン酸，NAD⁺：酸化型ニコチンアミドアデニンジヌクレオチド，NADH：還元型ニコチンアミドアデニンジヌクレオチド，NADP⁺：酸化型ニコチンアミドアデニンジヌクレオチドリン酸，NADPH：還元型ニコチンアミドアデニンジヌクレオチドリン酸

d グリコーゲンの合成・分解

◀34-18
34-21

グリコーゲンの合成と分解は異なる経路で行われる（**図4-28**）。

1 グリコーゲンの合成

グリコーゲンの合成とは, UDP-グルコース（ウリジン 5′-二リン酸-グルコース）を直接の材料として, 既存のグリコーゲンの非還元末端方向にグルコース鎖が延長

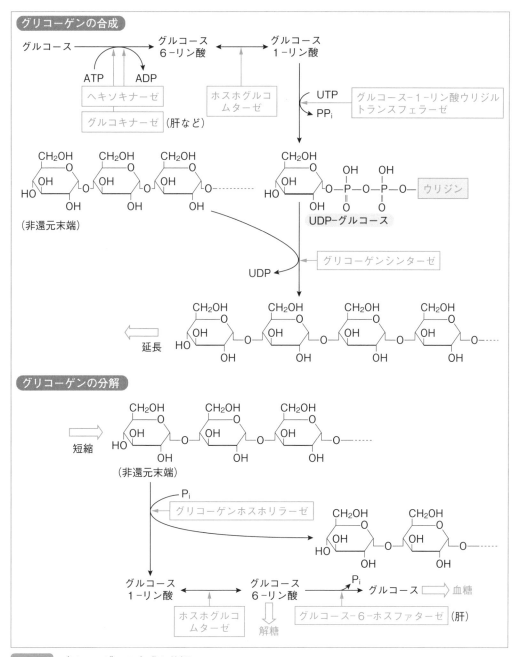

図4-28 グリコーゲンの合成と分解

注）ATP：アデノシン 5′-三リン酸, ADP：アデノシン 5′-二リン酸, UTP：ウリジン 5′-三リン酸, UDP：ウリジン 5′-二リン酸, PPi：ピロリン酸, Pi：リン酸

されることである。グルコース鎖の延長反応は，グリコーゲンシンターゼ（グリコーゲン合成酵素）によって行われる。この反応がグリコーゲン合成の調節段階である。

・グリコーゲンシンターゼ：α-1，4 結合でα型 D-グルコースを連ねて直鎖部分を延長することはできるが，α-1，6 結合で形成される分枝をつくることはできない。分枝の形成は，分枝酵素によって行われる。

◀37-21 **2 グリコーゲンの分解**◀

グリコーゲンの分解は，非還元末端からグルコースを 1 個ずつグルコース 1 -リン酸として遊離することで行われる。加リン酸分解と呼ばれるこの反応は，グリコーゲンホスホリラーゼによって行われる。この反応がグリコーゲン分解の調節段階である。

・肝臓と骨格筋での作用：肝臓では，グリコーゲン分解で生じたグルコース 1 -リン酸はグルコース 6 -リン酸に変換され，一部はグルコース-6 -ホスファターゼの作用でグルコースとなって血液中に放出される。骨格筋にはこの酵素が存在せず，グリコーゲン分解で生じたグルコース 6 -リン酸は解糖で筋収縮のエネルギー源として利用される。

・グリコーゲンホスホリラーゼ：α-1,6 結合で形成された分枝点の分解はできず，反応は分枝点のグルコース 4 個手前までくると止まる。鎖の転移とそれに続く脱分枝酵素の反応により分枝が取り除かれると，グリコーゲンホスホリラーゼによる分解が再開される。

3 リン酸化・脱リン酸化による調節

グリコーゲンの合成と分解は，リン酸化と脱リン酸化という酵素の化学的修飾で調節される。

肝臓では，グルカゴンとアドレナリン（エピネフリン）は，G たんぱく質共役型受容体（GPCR：Gprotein-coupled receptor）を介して細胞内サイクリックAMP（環状アデノシン 3′, 5′一リン酸，cAMP）濃度が上昇し，活性化されたプロテインキナーゼ A（PKA）がグリコーゲンシンターゼとグリコーゲンホスホリラーゼのリン酸化を促進する（p. 76 Column 図参照）。

グリコーゲンホスホリラーゼは，リン酸化された高活性型のグリコーゲンホスホリラーゼ a の存在比率が高まりグリコーゲン分解が促進される。一方，グリコーゲンシンターゼは，リン酸化により不活性型のグリコーゲンシンターゼ b の存在比率が高まり，グリコーゲン合成が抑えられる（図 4 -29）。

筋肉でも，アドレナリンにより肝臓と同じ機構でグリコーゲン分解が促進される。一方，インスリンは，脱リン酸化酵素（プロテインホスファターゼ I）の作用により，脱リン酸化が亢進することで解糖とグリコーゲンシンターゼの活性を高め，グリコーゲン合成を促進する。

e 糖新生

主に，肝臓と腎臓で行われる。血糖が下がると，肝臓では乳酸，糖原性アミノ酸，

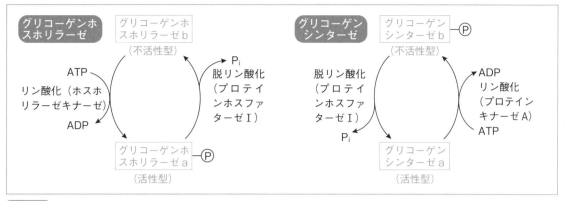

図4-29 グリコーゲンの代謝の調節
注）ATP：アデノシン 5′-三リン酸，ADP：アデノシン 5′-二リン酸，Pi：リン酸，—Ⓟ：リン酸化を示す

グリセロールなどの非糖質化合物からグルコースを合成する。糖新生は，基本的には解糖の逆行で行われるが，不可逆反応であるヘキソキナーゼ，ホスホフルクトキナーゼ，ピルビン酸キナーゼの段階では迂回路の反応が使われる（p. 97 参照）。ピルビン酸カルボキシラーゼによるピルビン酸からオキサロ酢酸への変換は，糖新生の重要な迂回路であると同時に，クエン酸回路を円滑に運転するために必要なオキサロ酢酸を補充する反応でもある（図 4-30）。この反応には，補酵素としてビオチンが必要である。

f 血糖の調節 ◀35-72

　血糖値は血液中のグルコース濃度を指し，フルクトースやガラクトースは含まない。グルコースを唯一あるいは主要なエネルギー源とする組織や細胞（脳・神経組織，赤血球など）が正常な機能を営むためには，血糖値を一定範囲に維持する必要がある。健常者では，血糖値はホルモンと神経系によって狭い範囲に調節されており，食後 30 ～ 60 分後に最高となり，約 2 時間後には食事前のレベルに戻る。

●**血糖調節の仕組み**　　血糖調節の中心臓器は肝臓である。血糖値が上昇すると，膵臓からインスリンが分泌される。肝臓ではグリコーゲン合成が促進し，グリコーゲンを貯蔵する。

　食後数時間が経過し血糖値が低下すると，膵臓からグルカゴンが分泌される。肝臓では，食後に貯蔵したグリコーゲンをゆっくりグルコースに分解し，血液中に放出することで血糖値を維持するように働く。しかし，肝臓に貯蔵できるグリコーゲンは多くはないことから，さらなる血糖低下を防ぐために，糖原性アミノ酸や乳酸を材料として糖新生が促進する。筋肉ではたんぱく質の分解が亢進し，糖新生の材料となる遊離アミノ酸が肝臓に送られる。副腎皮質から分泌されるグルココルチコイド（糖質コルチコイド）は，筋肉たんぱく質の分解を促進する。

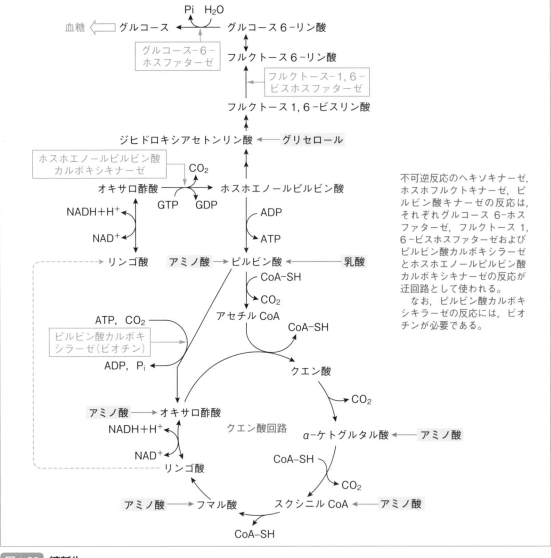

図4-30 糖新生

注) Pi：リン酸，ATP：アデノシン 5′-三リン酸，ADP：アデノシン 5′-二リン酸，GTP：グアノシン 5′-三リン酸，GDP：グアノシン 5′-二リン酸，NADH：還元型ニコチンアミドアデニンジヌクレオチド，NAD⁺：酸化型ニコチンアミドアデニンジヌクレオチド，CoA-SH：補酵素 A（コエンザイム A）

C 脂質の代謝

ⓐ トリグリセリド・脂肪酸の代謝

1 トリグリセリド（トリアシルグリセロール）の合成

　トリグリセリド（トリアシルグリセロール，トリグリセライド，中性脂肪）は，脂肪組織に貯蔵される余剰のエネルギー源である。その貯蔵量は，成人で体重の約10～30％で，優に1か月分を超えるエネルギー備蓄量である。脂肪組織や肝臓では，グリセロール 3-リン酸経路でトリグリセリドに合成される（**図4-31**）。脂

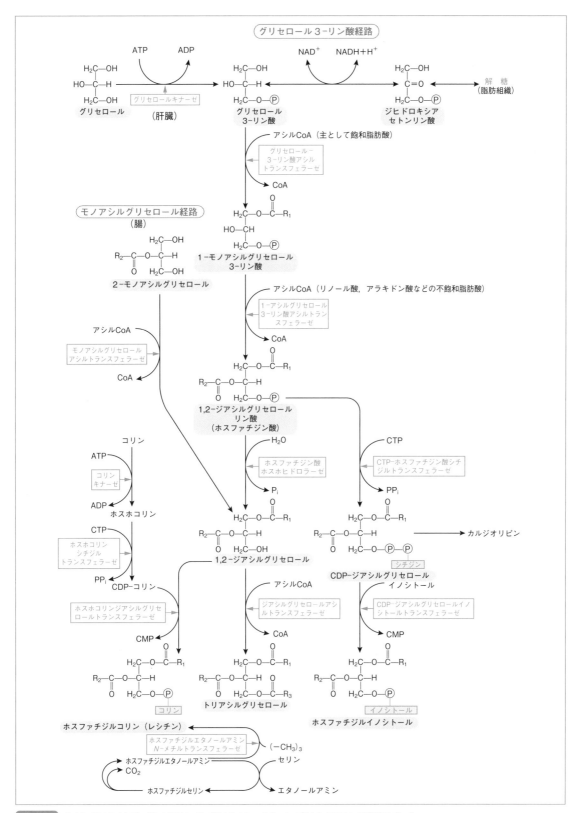

図4-31 トリグリセリド（トリアシルグリセロール）とグリセロリン脂質の合成

注）ATP：アデノシン 5′-三リン酸，ADP：アデノシン 5′-二リン酸，NAD⁺：酸化型ニコチンアミドアデニンジヌクレオチド，NADH：還元型ニコチンアミドアデニンジヌクレオチド，CoA:補酵素，CTP:シチジン 5′-三リン酸，CMP:シチジン 5′-一リン酸，PPi：ピロリン酸，Pi：リン酸，R₁, R₂, R₃：炭化水素鎖

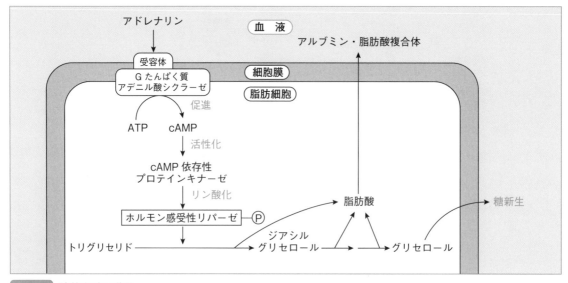

図4-32　貯蔵脂肪の動員
注）ATP：アデノシン 5′-三リン酸, cAMP：環状アデノシン 3′, 5′-一リン酸

肪酸は，アシル CoA に変換され，グリセロール 3-リン酸の 1 位と 2 位にエステル結合すると，ホスファチジン酸（1, 2-ジアシルグリセロールリン酸）が生成する。3 位のリン酸が切断されて，1, 2-ジアシルグリセロールとなり，もう一つアシル CoA が結合すると，トリグリセリド（トリアシルグリセロール）が形成される。

◀35-20
35-74

ホルモン感受性リパーゼ
脂肪細胞に含まれる。ア
ドレナリンなどによって
活性化され，トリグリセ
リドを加水分解する際に
作用する。

② トリグリセリド（トリアシルグリセロール）の分解（図 4-32）◀

● **分解の過程**　　空腹時や飢餓のときには，脂肪細胞に貯えられたトリグリセリド（貯蔵脂肪）は**ホルモン感受性リパーゼ**の作用で脂肪酸とグリセロールに分解され，血液中に放出される。脂肪酸は，アルブミンと結合して血液中を運ばれ，骨格筋，心臓，肝臓などでエネルギー源として利用される。グリセロールは，肝臓で糖新生の材料として利用される。

● **ホルモンの作用**　　アドレナリンやグルカゴンは，貯蔵脂肪の分解を促進する。アドレナリンやグルカゴンの作用は，細胞内 cAMP 濃度の上昇を介した酵素のリン酸化によりホルモン感受性リパーゼを活性型に変換することで行われる。一方，インスリンは，脂肪合成を促進するとともに，ホルモン感受性リパーゼの活性を強く抑制し，脂肪の分解を抑える。

③ 脂肪酸の合成

ほ乳類の体内では，アセチル CoA を出発材料として脂肪酸，ケトン体，コレステロールがつくられる。肝臓，脂肪組織や乳腺では，細胞質ゾル（サイトゾル）において脂肪酸の合成が活発に行われる。

● **アセチル CoA**　　飽和脂肪酸であるパルミチン酸の合成には，グルコースの代謝でミトコンドリア内に生じたアセチル CoA が利用されるが，アセチル CoA はミトコンドリア膜を通過できない。したがって，アセチル CoA は，クエン酸

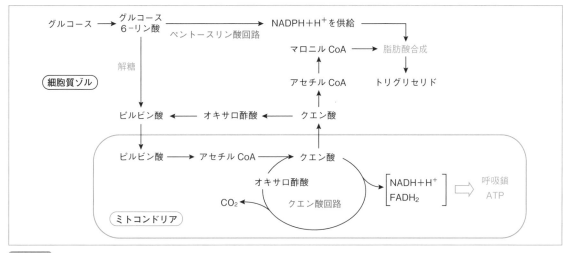

図4-33 グルコースの脂肪酸への変換

注）NADPH：還元型ニコチンアミドアデニンジヌクレオチドリン酸，NADH：還元型ニコチンアミドアデニンジヌクレオチド，FADH$_2$：還元型フラビンアデニンジヌクレオチド

回路でいったんクエン酸に変換され，細胞質ゾルに移動して再びアセチル CoA に変換されてパルミチン酸合成に利用される（図4-33）。これは，クエン酸シャトル経路と言われている。

● **パルミチン酸の合成経路**（図4-34）　パルミチン酸の合成は，アセチル CoA カルボキシラーゼとアシル基運搬たんぱく質（ACP）を中心とした脂肪酸合成多酵素複合体によって行われる。経路の調節酵素は，アセチル CoA カルボキシラーゼで，炭酸固定反応によりアセチル CoA をマロニル CoA に変換する。この反応には補酵素としてビオチンが必要である。脂肪酸合成多酵素複合体は，1分子のアセチル CoA と7分子のマロニル CoA を使い，1サイクルごとに炭素鎖を2個ずつ延長する。合成サイクルを7回繰り返すことで，炭素数16個のパルミチン酸を合成・放出する。合成過程には，水素供与体として還元型ニコチンアミドアデニンジヌクレオチドリン酸〔NADPH（NADPH + H$^+$）〕が必要であるが，これはペントースリン酸回路（p.102 参照）から供給される。

● **脂肪酸の不飽和化**　動物体内では，主に肝臓の滑面小胞体にパルミチン酸の炭化水素鎖をさらに延長する酵素系が存在する。延長には，マロニル CoA の炭素が使われる。さらに，滑面小胞体では脂肪酸の不飽和化も行われる。不飽和化はデサチュラーゼによって行われるが，カルボキシ基の炭素から数えて9番目以内の炭素に限られている。例えば，ステアリン酸の不飽和化によりオレイン酸を合成することはできるが，9番目より先の炭素に二重結合があるリノール酸とα-リノレン酸は合成できない（図4-35）。そのためリノール酸とα-リノレン酸は必須脂肪酸と呼ばれる。

④ 脂肪酸の分解

● **分解の過程**（図4-36）　細胞内に取り込まれた脂肪酸は，ミトコンドリア外膜上でアシル CoA に変換され外膜と内膜との膜間腔に入る。この過程には

炭酸固定反応
生物が空気中から取り込んだ二酸化炭素を有機化合物に固定する反応。

デサチュラーゼ
有機化合物から2個の水素原子を除去する酵素。炭素・炭素の二重結合を形成する。Δ-脂肪酸のカルボニル基から決まった位置に二重結合をつくる（図4-33）。ヒトではΔ^{9}デサチュラーゼ，Δ^{6}デサチュラーゼ，Δ^{5}デサチュラーゼの3種類がある。

◀33-22

111

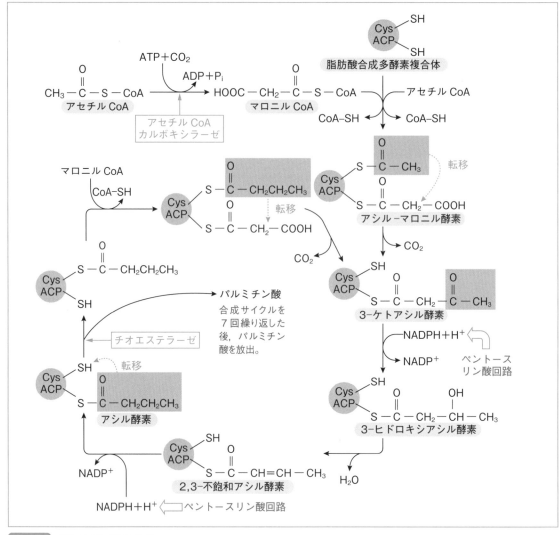

図4-34 パルミチン酸の合成

注）ATP：アデノシン 5′-三リン酸，ADP：アデノシン 5′-二リン酸，CoA-SH：補酵素 A（コエンザイム A），NADPH：還元型ニコチンアミドアデニンジヌクレオチドリン酸，NADP$^+$：酸化型ニコチンアミドアデニンジヌクレオチドリン酸，Cys：システイン，ACP：アシル基運搬たんぱく質，Pi：リン酸

ATP のエネルギーが必要である。アシル CoA は，ミトコンドリア内膜を通過できないので，いったんアシルカルニチンとなって内膜を通過しマトリックスに入る。この過程で，交換体としてカルニチンが膜間腔に運搬される。マトリックス内に入ったアシルカルニチンは，再びアシル CoA となり酸化される。カルニチンは各組織に存在するが，特に筋肉には豊富に存在する。

●飽和脂肪酸の β 酸化（図 4-37）　ミトコンドリアマトリックスには，脂肪酸オキシダーゼと呼ばれる酵素群が存在し，アシル CoA の β 炭素（カルボキシ基から 2 個目の炭素）を酸化し，α 炭素と β 炭素の間を切断する。炭素原子 2 個はアセチル CoA として遊出される。この β 酸化と呼ばれる一連の反応で，1 分子の還元型フラビンアデニンジヌクレオチド（FADH$_2$），1 分子の還元型ニコチ

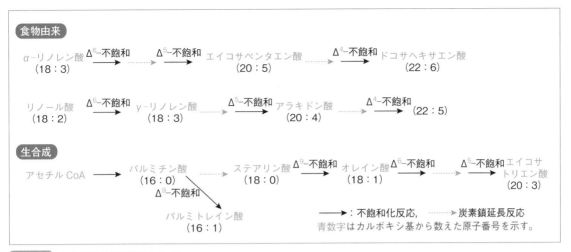

図4-35 高度不飽和脂肪酸の合成

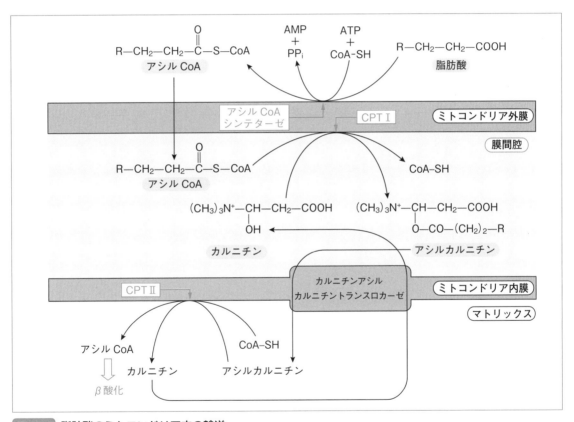

図4-36 脂肪酸のミトコンドリア内の輸送
注) AMP：アデノシン 5′-一リン酸, ATP：アデノシン 5′-三リン酸, CoA-SH：補酵素 A（コエンザイム A）, PPi：ピロリン酸,
　 CPT：カルニチンパルミトイルトランスフェラーゼ

ンアミドアデニンジヌクレオチド〔NADH（NADH + H$^+$）〕, 炭素原子が 2 個
少ないアシル CoA および 1 分子のアセチル CoA が生成する。例えば, パルミ
チン酸はこの過程を 7 回繰り返すことですべてのアシル CoA が 8 分子のアセチ
ル CoA となり, 完全に分解される。

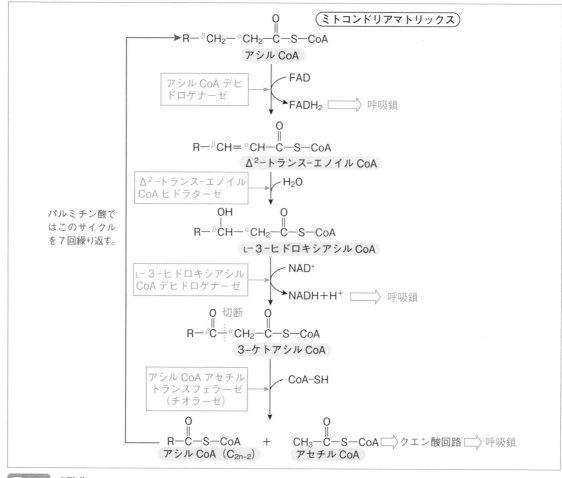

図4-37 β酸化

注) FAD：酸化型フラビンアデニンジヌクレオチド，FADH$_2$：還元型フラビンアデニンジヌクレオチド，NAD$^+$：酸化型ニコチンアミ
ドアデニンジヌクレオチド，NADH：還元型ニコチンアミドアデニンジヌクレオチド，CoA-SH：補酵素（コエンザイム A），
R：炭化水素鎖

なお，空腹時や飢餓時のようにエネルギー源としてのグルコースの利用性が低
下したときには，脂肪組織からの脂肪酸の動員（放出）と肝臓などの組織での脂
肪酸のβ酸化が亢進する。

● **不飽和脂肪酸のβ酸化**　　不飽和脂肪酸のβ酸化は，飽和脂肪酸と同様に進行す
る。しかし，天然の不飽和脂肪酸はシス型の二重結合をもっているため，これを
トランス型に変換する必要がある。途中段階で奇数位の炭素に二重結合がある場
合は，β酸化されるとΔ^3-シス-エノイル CoA となるが，これはΔ^2-トランス-
エノイル CoA ヒドラターゼの基質とはならないため，反応はいったん停止する
（**図4-37**）。そこで，異性化酵素の作用でΔ^2-トランス-エノイル CoA に変換さ
れると，再びβ酸化が進行する（**図4-38**）。

（補足） β酸化ではすべてΔ^2-トランス-エノイルにする必要がある。

リノール酸のように偶数位の炭素にも二重結合がある場合は，β酸化されると
Δ^2-トランス-Δ^4-シス-ジエノイル CoA になる。そこで，Δ^2-トランス-Δ^4-

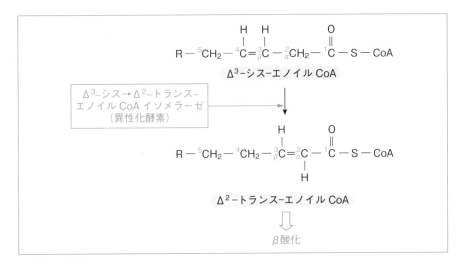

図4-38 不飽和脂肪酸の β 酸化

注）飽和脂肪酸の β 酸化（**図4**-38）におけるアシル CoA デヒドロゲナーゼの反応は省略される。

シス-ジエノイル CoA レダクターゼと異性化酵素の作用で Δ^2-トランス-エノイル CoA に変換されることで，β 酸化が再開する。

5 リン脂質・糖脂質の合成

●**リン脂質の合成**　　リン脂質はコレステロールや糖脂質とともに生体膜の構成成分であるばかりでなく，胆汁に含まれ，脂質とミセルを形成することで，その分解を促す。また，細胞内シグナル伝達では，その脂質代謝産物がセカンドメッセンジャーとして重要な役割を演じている。

・グリセロリン脂質の合成：ホスファチジン酸の生成まではトリグリセリド合成と共通の経路で行われる（p. 109，**図 4**-31）。

　　ホスファチジン酸が脱リン酸化され生じたジアシルグリセロールは，CDP-コリンと合成され，ホスファチジルコリン（レシチン）を生じる。上記のジアシルグリセロールと CDP-エタノールアミンが合成されると，ホスファチジルエタノールアミンを生じる。

　　ホスファチジルイノシトールの合成は，ホスファチジン酸から CDP-ジアシルグリセロールを経て行われる。

・スフィンゴリン脂質の合成：小胞体で行われる。代表的なスフィンゴリン脂質であるスフィンゴミエリンは，スフィンゴシンにアシル基が転移したセラミドに，ホスファチジルコリンの合成と同じように CDP-コリンからホスホリルコリンが転移して形成される（**図 4**-39）。

●**糖脂質の合成**　　糖脂質は生体膜を構成し，その糖鎖が特定の化合物の認識や接着分子を介した細胞間のシグナル伝達に深く関わっている。スフィンゴ糖脂質であるセレブロシドの合成では，セラミドに UDP-ガラクトース（ウリジン 5′-二リン酸-ガラクトース）からガラクトースが転移される（**図 4**-39）。

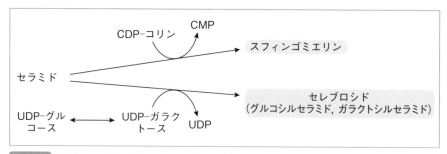

図4-39 スフィンゴミエリンとセレブロシドの合成

注）CDP：シチジン 5′-二リン酸，CMP：シチジン 5′-一リン酸，UDP：ウリジン 5′-二リン酸

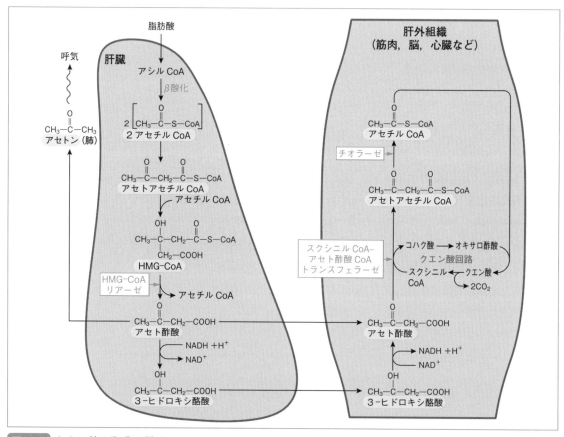

図4-40 ケトン体の生成と利用

注）NADH：還元型ニコチンアミドアデニンジヌクレオチド，NAD⁺：酸化型ニコチンアミドアデニンジヌクレオチド，
HMG-CoA：3-ヒドロキシ-3-メチル-グルタリル CoA

6　ケトン体の代謝

　飢餓時のように脂肪酸のβ酸化が活発に起こり，アセチル CoA が過剰に生成すると，肝臓ではアセチル CoA を材料としてアセト酢酸や 3-ヒドロキシ酪酸（β-ヒドロキシ酪酸）がつくられる。肺では，アセト酢酸からアセトンを生じ，呼気中に排出される（**図4-40**）。これらはケトン体と呼ばれる。

　肝臓でつくられるケトン体はアセチル CoA と相互交換できる唯一の化合物で，末梢組織の重要なエネルギー源である。しかし，肝臓では代謝酵素の活性が弱く，

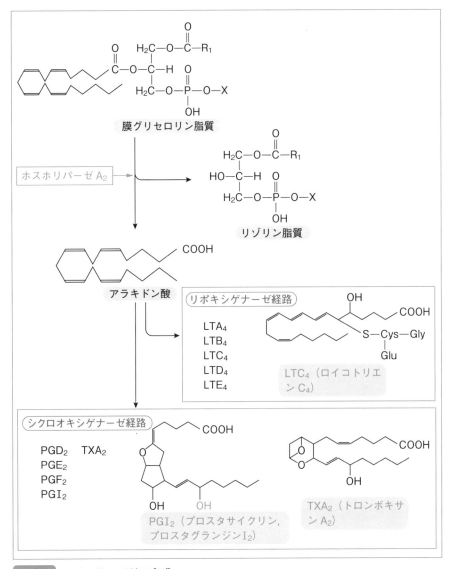

図4-41 エイコサノイドの合成
注）R_1：炭化水素鎖，X：塩基

ケトン体（アセト酢酸と 3 -ヒドロキシ酪酸）をエネルギー源として利用できない
が，骨格筋，心臓，脳，腎臓などではエネルギー源として利用する。特に，飢餓時
の脳ではグルコースに代わる貴重なエネルギー源となる。

b エイコサノイドの代謝

●エイコサノイドの合成（図4-41）　　細胞膜を構成しているグリセロリン脂質
は，ホスホリパーゼ A_2 の作用を受けて，2 位の炭素にエステル結合したアラキ
ドン酸が遊離し，リゾリン脂質に代謝される。アラキドン酸は，エイコサノイド
の合成材料に利用される。

アラキドン酸からシクロオキシゲナーゼ経路を介して，プロスタグランジン類
とトロンボキサンが生成する。一方，リポキシゲナーゼ経路では，ロイコトリエ

ンが合成される。食物由来のエイコサノイド合成については，p.113 図 4 -35 を参照されたい。

　炭素数 20 の多価不飽和脂肪酸であるエイコサペンタエン酸（EPA）もエイコサノイドの合成材料となる。EPA から，血管内皮細胞ではプロスタグランジン I_3，血小板ではトロンボキサン A_3 がつくられる。

　トロンボキサン A_3 は，アラキドン酸からつくられるトロンボキサン A_2 に比べて血小板の凝集促進作用が弱く，血液凝固に時間がかかる。

● **エイコサノイドの作用**（p. 42 参照）　つくられた局所でホルモン様の作用を示す。

○血管内皮細胞でつくられるプロスタサイクリン（プロスタグランジン I_2）は，血管拡張作用や血小板の凝集抑制作用を示す。

○血小板でつくられるトロンボキサン A_2 は，血管収縮作用や血小板の凝集促進作用を示す。

◀35-75
33-23

C コレステロールの代謝

1 コレステロールの合成（図 4 -42）

　肝臓，小腸，皮膚など多くの組織において，アセチル CoA を出発材料として，1 日に 0.8 ～ 1.0g のコレステロールがつくられるが，その大部分は肝臓と腸で合成される。合成は，滑面小胞体で行われる。コレステロールは食事からも供給されるが，その量は成人で 1 日 300 ～ 350mg で，体内で合成されるコレステロールのほうが多い。

　コレステロール合成は，3 -ヒドロキシ- 3 -メチルグルタリル CoA（HMG-CoA），メバロン酸，イソプレノイド，スクワレンなどの 20 数段階を経て行われる。この過程は，HMG-CoA からメバロン酸への変換を触媒する HMG-CoA レダクターゼ（HMG-CoA 還元酵素）によって調節されている。そして，細胞内に多量のコレステロールが蓄積すると，合成はフィードバック抑制される。

　また，コレステロールの合成過程には，水素供与体として還元型ニコチンアミドアデニンジヌクレオチドリン酸 [NADPH（NADPH + H^+）] の供給が必要である。HMG-CoA 還元酵素阻害薬（スタチン）は，HMG-CoA 還元酵素の活性を阻害し，血中コレステロール値を低下させる。

2 コレステロールの代謝（胆汁酸の合成）

　肝臓では，コレステロールから毎日 0.5g 程度の胆汁酸（コリル CoA とケノデオキシコリル CoA）がつくられる。これらは一次胆汁酸と呼ばれる。胆汁酸合成は小胞体で行われ，コレステロール 7α-ヒドロキシラーゼ（コレステロール 7α-水酸化酵素）によって調節される。胆汁酸合成には水素供与体として還元型ニコチンアミドアデニンジヌクレオチドリン酸 [NADPH（NADPH + H^+）] が必要である（図 4 -43）。

● **腸肝循環**　コリル CoA とケノデオキシコリル CoA は，タウリンあるいはグ

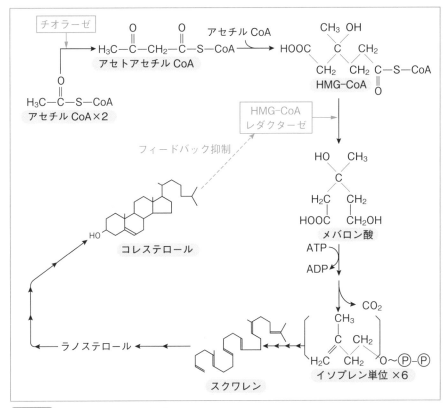

図4-42 コレステロールの合成

注）HMG-CoA：3-ヒドロキシ-3-メチルグルタリル CoA，ATP：アデノシン 5′-三リン酸，ADP：
アデノシン 5′-二リン酸

リシンと抱合（結合）して胆汁中に分泌される。これらは抱合型胆汁酸という。

　小腸に分泌された抱合型胆汁酸は，腸内細菌の作用でタウリンやグリシンが離脱（脱抱合）し，さらに二次胆汁酸と呼ばれるデオキシコール酸あるいはリトコール酸に変換され，小腸末端（回腸）から吸収され肝臓に戻る。これを胆汁酸の腸肝循環と呼ぶ。

　再吸収される胆汁酸は小腸に分泌された胆汁酸の 95％以上で，残りの数％は糞中に排泄される。これは，コレステロールを体外に排出する主要な経路となる。

d 脂質の輸送とリポたんぱく質の代謝

1 脂質の輸送とリポたんぱく質

　食事由来の脂質は可溶性キロミクロンに包まれてリンパ管を経て循環血中に入る。一方，肝臓で合成されるトリグリセリドやコレステロールは超低比重リポたんぱく質（VLDL）（図 4-44）に包まれて血中に放出される。しかし，脂肪組織から動員される遊離脂肪酸は，血漿アルブミンと結合して血中を運搬される。

●食事中のトリグリセリドの輸送　　十二指腸においてリパーゼにより，大部分は2-モノアシルグリセロールと 2 分子の脂肪酸に消化される。2-モノアシルグリセロールと脂肪酸は，小腸上皮細胞内に移行し，滑面小胞体でトリグリセリド

キロミクロン
小腸で吸収された食事由来のトリグリセリドを運搬するリポたんぱく質の一種。

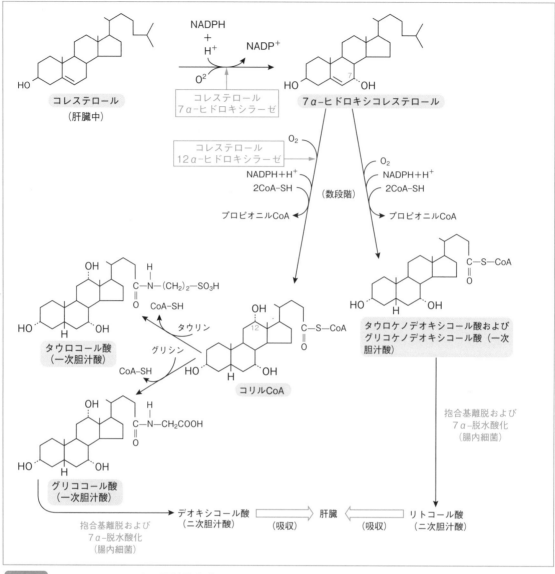

図4-43　コレステロールからの胆汁酸合成

注）NADPH：還元型ニコチンアミドアデニンジヌクレオチドリン酸，NADP$^+$：酸化型ニコチンアミドアデニンジヌクレオチドリン酸，
　　CoA-SH：補酵素A（コエンザイムA）

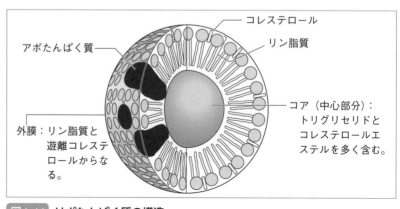

図4-44　リポたんぱく質の構造

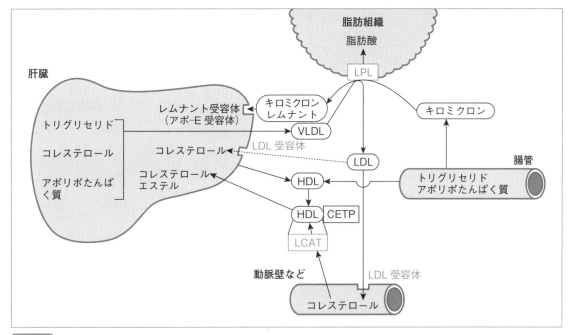

図4-45 リポたんぱく質の代謝

注) LPL：リポたんぱく質リパーゼ，LCAT：レシチンコレステロールアシルトランスフェラーゼ，
CETP：コレステリルエステル転送たんぱく質

に再合成される（p.109, **図4**-31 参照）。その後小腸上皮細胞内でリン脂質，
コレステロール，アポリポたんぱく質（アポ B-48 など）とキロミクロンを形成
し，リンパ管を経由して循環血流に入る。このようにキロミクロンは，食事から
吸収したトリグリセリドを末梢組織へ運搬する。そのため血中のキロミクロン濃
度は食後に高い。一方，小腸上皮細胞に吸収された短・中鎖脂肪酸は，水溶性が
高く小腸毛細血管から吸収され門脈を経て肝臓へ運ばれる。

●**肝臓でつくられたトリグリセリドの輸送** コレステロールとともにアポリポた
んぱく質（アポ B-100 など）と結合して超低比重リポたんぱく質（VLDL）を
形成し，循環血中に分泌される（**図4**-45）。VLDL の分泌は，食後に多い。

●**各組織への輸送** 血液中のキロミクロンあるいは VLDL に含まれるトリグリ
セリドは，脂肪組織，心臓，骨格筋などへ運搬されると，各々の毛細血管壁に存
在するリポたんぱく質リパーゼ（LPL）の作用でグリセロールと遊離脂肪酸に分
解され，遊離脂肪酸は細胞内に取り込まれる。脂肪組織の LPL 活性は，食後に
インスリンの作用で上昇する。また肝臓に取り込まれたグリセロールは，糖新生
の材料やグリセロール 3-リン酸となる。脂肪細胞に取り込まれた遊離脂肪酸は，
グリセロール 3-リン酸経路でトリグリセリドとなり蓄積される（p.109, **図4**-
31 参照）。

　なお，キロミクロンは，最終的に含有するトリグリセリドを消失してキロミク
ロンレムナントとなり，アポ E を認識する肝臓のレムナント受容体を経て処理
される（**図4**-45）。

◀36-21　　2　**コレステロールの輸送・蓄積**◀

　脂質とたんぱく質との複合体であるリポたんぱく質は，大きさ（直径）と比重（密度）の違いで４種類（中間比重リポたんぱく質を含めると５種類）に分類されている（表4-2）。

　肝臓で合成されたコレステロールは，トリグリセリドとともに超低比重リポたんぱく質（VLDL）を形成して，血液中を脂肪組織，心臓，骨格筋などへと運搬される。VLDL は，末梢組織の血流中でトリグリセリドを消失して中間比重リポたんぱく質（IDL）を経て，低比重リポたんぱく質（LDL）に代謝される。血液中のコレステロールの約70％は LDL に含まれており（図4-46），LDL はコレステロールを血管壁などの末梢組織に運搬する役割を果たしている（p.121，図4-45参照）。

　なお，肝臓や末梢組織には LDL 受容体が存在し，アポ B-100 を認識してエンドサイトーシス（p.15，表1-13参照）により LDL を丸ごと取り込む。肝臓における LDL 受容体の発現量は，血中コレステロール濃度に影響を与える。

　また，貪食細胞であるマクロファージの膜表面には，スカベンジャー受容体が発現している。スカベンジャー受容体は，酸化変性した LDL を異物として認識して取り込み処理する。

●コレステロールの逆転送　　肝臓や小腸では，幼若な高比重リポたんぱく質（HDL）がつくられる。HDL は，アポ A-I を使って血管壁などの末梢細胞から，余剰に蓄積した遊離型コレステロールを引き抜く。引き抜かれた遊離型コレステロールは，レシチンコレステロールアシルトランスフェラーゼ（レシチンコレステロールアシル基転移酵素，LCAT）の作用で，レシチンの脂肪酸を使ってコレステロールエステル（コレステリルエステル）に変換され，HDL の中心部分（コ

表4-2　**血漿リポたんぱく質の種類（主なもの）**

リポたんぱく質	直径 (nm)	組成比（重量%）				主な アポリポたんぱく質	主な働き
		たんぱく質	トリグリセリド	コレステロール	リン脂質		
キロミクロン	> 70	1 ~ 2	83 ~ 88	3 ~ 7	3 ~ 8	アポ B-48 [*1]，アポ C-I・C-II [*3]・C-III，アポ E	食事から吸収したトリグリセリドを末梢に運ぶ。
超低比重リポたんぱく質 (VLDL)	30 ~ 90	7 ~ 13	50 ~ 60	13 ~ 23	8 ~ 20	アポ B-100 [*2]，アポ C-III，アポ E，ほかにアポ C-I，C-II [*3] も	肝臓でつくられたトリグリセリドとコレステロールを末梢に運ぶ。
低比重リポたんぱく質 (LDL)	22 ~ 28	20 ~ 25	8 ~ 13	40 ~ 60	20 ~ 28	アポ B-100 [*2]	肝臓でつくられたコレステロールを運ぶ。
高比重リポたんぱく質 (HDL)	5 ~ 12	33 ~ 57	4 ~ 16	17 ~ 30	30 ~ 48	アポ A-I [*4]・A-II，アポ A-IV はキロミクロンから移行，アポ E	余剰の遊離型コレステロールを取り出して運ぶ。

注）肝臓・小腸でつくられたばかりの HDL には，コレステロールはほとんど含まれない。太字は組成比が高い（特徴的な）もの。
[*1] アポ B-100 の N 末端から48％で構成されている。　　[*2] LDL 受容体は，アポ B-100 とアポ E を認識する。
[*3] リポプロテインリパーゼ（LPL）を活性化する。　　[*4] レシチンコレステロールアシルトランスフェラーゼ（LCAT）を活性化する。

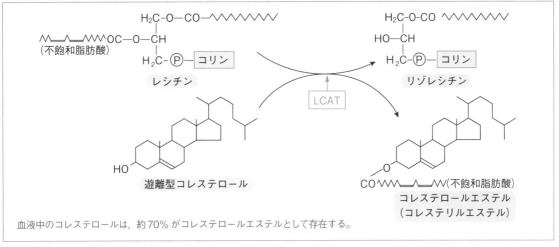

血液中のコレステロールは，約70％がコレステロールエステルとして存在する。

図4-46 LCAT によるコレステロールのエステル化

注) LCAT：レシチンコレステロールアシルトランスフェラーゼ

ア）に抱え込まれて，肝臓に運ばれ処理される（**図4-46**）。このような処理機構は，コレステロールの逆転送と呼ばれる。

また，血液中にはコレステリルエステル転送たんぱく質（CETP）が存在しており，HDL から VLDL，IDL，LDL にコレステロールエステルを，逆方向にトリグリセリドを転送する。なお，血液中では，遊離型コレステロールより，コレステロールエステルの割合のほうが高い。

D 核酸の代謝

a プリン・ピリミジンの代謝

プリンとピリミジンは，ヌクレオチドとして新生経路（新規合成，*de novo*）と再生経路（再利用経路，サルベージ経路）で供給される。

1 プリンの代謝

●新生経路（*de novo*）（**図4-47**）　プリンヌクレオチドの新規合成は，プリン塩基，リボース，リン酸が別々に合成されて合わされるのではなく，次のように行われる。

①構造の中心となるリボース 5-リン酸が，いったん 5-ホスホリボシル 1-二リン酸（ホスホリボシルピロリン酸，PRPP）に変換され，塩基部分に窒素原子と炭素原子が次々と付加されてイノシン酸（IMP）が形成される。窒素原子は，可欠アミノ酸（アスパラギン酸，グルタミン，グリシン）から供与され，1原子の炭素は葉酸誘導体である N^{10}-ホルミル-テトラヒドロ葉酸（N^{10}-ホルミル-THF）から供与される。PRPP は，ピリミジンヌクレオチドの合成やプリンヌクレオチドの再生経路にも必要である。

②IMP を前駆体として，AMP と GMP が合成される。

プリン
ピリミジンとイミダゾール構造が結合した複素環化合物（環状構造に炭素原子以外の原子を含む）。核酸であるアデニン（A）とグアニン（G）はプリンの誘導体で，プリン塩基と呼ばれる。プリン代謝の最終生成物が尿酸である。

ピリミジン
複素環化合物。核酸であるシトシン（C），ウラシル（U），チミン（T）はピリミジンの誘導体で，ピリミジン塩基と呼ばれる。

◀34-19
33-20

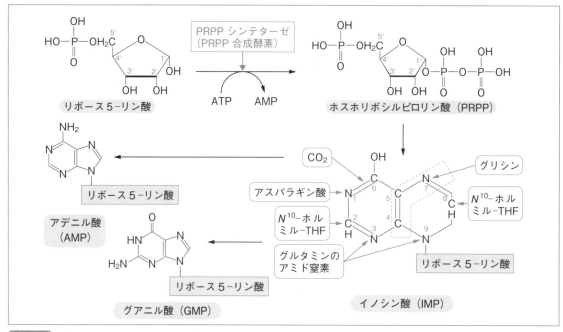

図4-47 プリンヌクレオチドの新規合成

注) ATP：アデノシン 5′-三リン酸, AMP：アデノシン 5′-一リン酸, N^{10}-ホルミル-THF：N^{10}-ホルミル-テトラヒドロ葉酸

●**再生経路**（サルベージ経路）（図4-48）　アデニン（A）のほか合成されたプリンヌクレオチド（AMP，GMP）の分解過程で生じたヒポキサンチンやグアニンの PRPP 依存性ホスホリボシル化反応による AMP，IMP，GMP への変換が量的に重要である。それ以外に，ATP を使ったプリンヌクレオシドのリン酸化や，ヌクレオチドの消化・吸収によって供給されるヌクレオシドをリン酸化するものもある。なお，プリンヌクレオチドの 90 ％は再生経路で再利用されている。

●**分解**（図4-48）　プリンヌクレオチドの分解では，GMP は脱リン酸化反応によりグアノシンとなった後，加リン酸分解によりリボース 1-リン酸が離脱しグアニンとなる。さらにキサンチンを経て酸化的に分解されて尿酸となり，尿中に排泄される。AMP では基本的に GMP と同じであるが，脱リン酸化反応で生成したアデノシンは，いったんイノシンに変換された後，ヒポキサンチン，キサンチンを経て尿酸に代謝される。

2 ピリミジンの代謝

●**新生経路**（図4-49）　ピリミジンヌクレオチドの新規合成は，プリンヌクレオチドの合成とは異なり，次のように行われる。

①塩基部分の前駆体となるオロト酸が合成され，PRPP からリボース 5-リン酸が供与されて，オロチジル酸が形成される。なお，オロト酸の合成には，可欠アミノ酸のグルタミンとアスパラギン酸および二酸化炭素が必要で，中間体としてカルバモイルリン酸が形成される。

②オロチジル酸からウリジン 5′-一リン酸（ウリジル酸，UMP）が合成され，

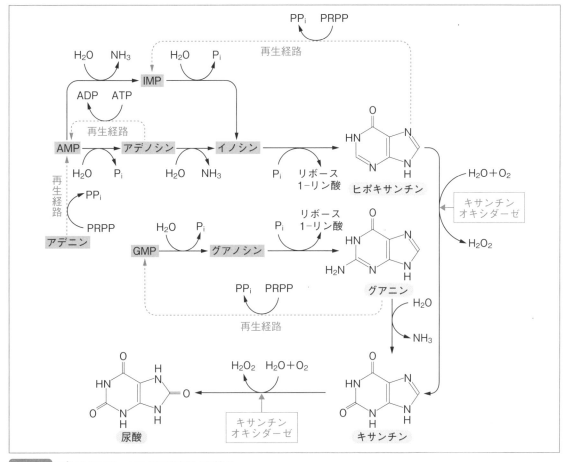

図4-48　プリンヌクレオチドの分解と再利用

注）IMP：イノシン酸，AMP：アデニル酸，GMP：グアニル酸，Pi：リン酸，PPi：ピロリン酸，PRPP：ホスホリボシルピロリン酸，ATP：アデノシン 5′-三リン酸，ADP：アデノシン 5′-二リン酸

　UMP を前駆体として，シチジン 5′-一リン酸（シチジル酸，CMP）とデオキシチミジン 5′-一リン酸（デオキシチミジル酸，dTMP）が合成される。dTMP の合成にも，葉酸誘導体（N^5, N^{10}-メチレン-THF）が必要である。THF は，炭素 1 個を含むメチル基，メチレン基，ホルミル基などの供与体として機能している。

●**再生経路**　　ほ乳動物では，プリン塩基と異なり，遊離のピリミジン塩基をピリミジンヌクレオチドの合成に再利用することはできない。しかし，ピリミジンヌクレオシドから相当するヌクレオチドへ転換する再生経路による供給は行われる。

●**分解**（図 4-50）　　ピリミジンヌクレオチドの分解では，まず脱リン酸化反応により，CMP からシチジン，dTMP からデオキシチミジンを生じる。シチジンはウリジンに変換され，リボース 1-リン酸が離脱してウラシルとなり，β-アラニンに代謝されて尿中に排泄される。デオキシチミジンは，チミンを経てβ-アミノイソ酪酸に代謝され，尿中に排泄される。なお，分解で生じたウラシルとチミンがヌクレオチド合成に再利用される割合は少ない。

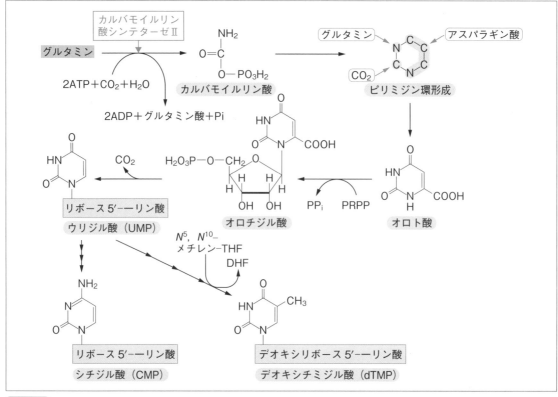

図4-49 ピリミジンヌクレオチドの新規合成

注) THF：テトラヒドロ葉酸（H_4葉酸），DHF：ジヒドロ葉酸（H_2葉酸），Pi：リン酸，PPi：ピロリン酸，PRPP：ホスホリボシルピロリン酸，ATP：アデノシン 5′-三リン酸，ADP：アデノシン 5′-二リン酸

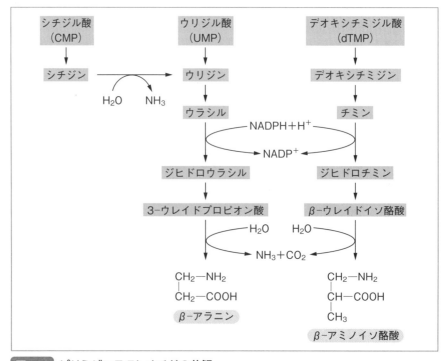

図4-50 ピリミジンヌクレオチドの分解

注) NH_3：アンモニア，NADPH：還元型ニコチンアミドアデニンジヌクレオチドリン酸，$NADP^+$：酸化型ニコチンアミドアデニンジヌクレオチドリン酸

問題 次の記述について○か×かを答えよ

たんぱく質の代謝 ....

1 膵液に含まれるキモトリプシンは，エキソペプチダーゼである。
2 体たんぱく質の分解で生じたアミノ酸は，体たんぱく質の合成に利用できる。
3 小腸粘膜ではナトリウムイオンとの共輸送によりアミノ酸は取り込まれる。
4 細胞内のたんぱく質は，非エネルギー依存的にリソソームで分解される。
5 たんぱく質の代謝回転速度は，たんぱく質の種類や存在する臓器が異なってもほぼ同一である。
6 ユビキチン化されたたんぱく質はミトコンドリアに運ばれ分解される。
7 筋肉では，貯蔵体としてクレアチンが ATP を結合している。
8 オートファジーは，細胞が飢餓状態に曝されると一部のたんぱく質や細胞内小器官を分解する。

アミノ酸の代謝 ....

9 システインとチロシンは，必須アミノ酸から合成される。
10 分枝アミノ酸は主に肝臓で異化される。
11 ロイシンとリジンは，糖原性アミノ酸として糖新生に利用される。
12 アミノ基転移反応とは，アミノ酸のαアミノ基がα-ケト酸へと転移する反応のことをいう。
13 アミノ酸転移反応には補酵素としてピリドキサールリン酸が使われる。
14 チロシンは脳内で代謝されセロトニンとなる。
15 血管拡張作用をもつ一酸化窒素（NO）は，アルギニンより生成される。
16 グルタミン酸の脱炭酸反応によりオルニチンが生成される。

糖質の代謝 ....

17 解糖では，嫌気的条件下において最終的にピルビン酸を生じる。
18 筋肉に貯蔵されているグリコーゲンは，空腹時にグルコースを生成する。
19 基質レベルのリン酸化により，グルコース 1 分子当たり 2 分子の ATP が生じる。
20 インスリンは，グリコーゲンシンターゼの活性を高めてグリコーゲン合成を促進する。
21 フルクトースは肝臓においてフルクトース 1-リン酸に変換されて解糖に入る。
22 全ての細胞において解糖系のはじめの律速酵素はヘキソキナーゼである。
23 グリコーゲンは過リン酸分解によりグルコースを生成する。
24 嫌気的環境で生じた乳酸は肝臓に運ばれ糖新生の材料として利用される。

脂質の代謝 ....

25 不飽和脂肪酸のオレイン酸は，飽和脂肪酸のステアリン酸から合成される。
26 細胞内の脂肪酸は，ミトコンドリア外膜上でアセチル CoA に変換される。
27 コレステロールは，生成エネルギー源として利用される。
28 トリグリセリドはリパーゼの作用により脂肪酸とグリセロールに分解される。
29 パルミチン酸がミトコンドリア外膜を通過するためにカルニチンが必要である。
30 トリグリセリドを含むキロミクロンは腸管から門脈経由で全身に送られる。
31 キロミクロンのアポ CII はリポたんぱく質リパーゼを活性化する。
32 スタチンは HMG-CoA レダクターゼを阻害し，血中コレステロール濃度を下げる。

代謝経路 ....

33 アラニンは筋肉から肝臓へグルコース-アラニン回路に運ばれグルコースとなる。
34 尿素回路の最終段階では，アルギニノスクシナーゼによりアルギニンと尿素が生じる。
35 ウロン酸回路では，脂溶性薬物の抱合・排泄に関わる UDP-グルクロン酸を生成する。
36 ペントースリン酸回路では，NADH を合成・供給する。
37 キロミクロンは，各臓器にトリグリセリドを供給し，キロミクロンレムナントとなる。
38 酸化的脱アミノ反応により生じたアンモニアは筋肉中で尿素回路により処理される。
39 脂肪酸の合成と分解はミトコンドリア内で行われる。
40 プリンヌクレオチドは，キサンチンを経て酸化的に分解されて尿酸となる。

1　×　膵液に含まれるキモトリプシンは，エンドペプチダーゼである。
2　○
3　○
4　○
5　×　たんぱく質の代謝回転速度は，たんぱく質の種類や存在する臓器により異なる。
6　×　ユビキチン化されたたんぱく質はプロテアソームに運ばれ分解される。
7　×　筋肉では，クレアチンリン酸が ATP への貯蔵体となっている。
8　○

9　○
10　×　分枝アミノ酸は主に筋肉で異化され，エネルギー源として利用される。主に肝臓で異化されるのは，分枝
　　　アミノ酸以外のアミノ酸である。
11　×　ロイシンとリジンは，ケト原性アミノ酸なので糖新生には利用できない。
12　×
13　○
14　×　トリプトファンは脳内で代謝されセロトニンとなる。
15　○
16　×　グルタミン酸の脱炭酸反応により，γ-アミノ酪酸（GABA）が生成される。

17　×　解糖では，嫌気的条件下では乳酸を，好気的条件下ではピルビン酸を生じる。
18　×　筋肉では，グルコース-6-ホスファターゼがないのでグルコースは合成できない。
19　×　基質レベルのリン酸化により，グルコース1分子当たり4分子の ATP が生じる。
20　○
21　○
22　×　肝臓では，ヘキソキナーゼはアイソザイムであるグルコキナーゼとなっている。
23　×　グリコーゲンは，過リン酸分解によりグルコース 1-リン酸を生成する。
24　○

25　○
26　×　細胞内の脂肪酸は，ミトコンドリア外膜上でアシル CoA に変換される。
27　×　コレステロールは，生体エネルギー源として利用されない。
28　○
29　×　アシル CoA が内膜を通過するためにアシルカルニチンとなり通過できる。
30　×　トリグリセリドを含むキロミクロンはリンパ管経由で全身に送られる。
31　○
32　○

33　○
34　×　尿素回路の最終段階では，アルギナーゼによりアルギニンが加水分解されて尿素が生成し，オルニチンが
　　　生じる。
35　○
36　×　ペントースリン酸回路では，NADPH を合成・供給する。
37　○
38　×　アンモニアを解毒する尿素回路に必要な酵素群は，肝臓に存在し筋肉にはない。
39　×　脂肪酸の合成は，細胞質（ゾル）で行われる。
40　○

5 個体のホメオスタシスとその調節機構

ヒトが正常な生命活動を営む上では，外部環境が変化しても，身体内の環境（内部環境）を常に一定の範囲内に維持しておく必要がある（恒常性の維持）。アメリカの生理学者，キャノン（Cannon, W. B.）は，「私たちの身体には，外部環境の変化に対して，恒常性を保つ調節機構がある」ということを提唱し，この調節機構や調節の過程を「ホメオスタシス」と呼んだ。

実際，ヒトの内部環境は厳密に調節されている。例えば，体液量，電解質組成，浸透圧，pH，ガス組成，体温などの変化は，それぞれの受容器（体）などで捉えられ，関係する各細胞や各器官系が相互に協調して調節に当たっている。これらの調節機構は，自律神経系などにより神経性に，あるいはホルモンなどにより液性に制御されている。

私たちの身体には，外界からの細菌やウイルスなどに対する感染防御や，がん細胞に対抗するために免疫系がある。これには，生まれつき備わっている自然免疫と，ある病原菌に感染することによって獲得する獲得免疫がある。

- 自然免疫：マクロファージや好中球などが，体中に侵入した病原体を貪食する生体防御の仕組み。
- 獲得免疫：一度体中に侵入した病原体の情報を記憶し，同じ病原体に侵入された際，より効率的に病原体を排除する生体防御の仕組み。病原体にある抗原（目印）に対して特異的に結合する抗体をつくり排除する。

●身体の病原体に対する防御機構 [1]

①防御障壁：皮膚があることで，正常な皮膚の角質層を通って病原菌が侵入できない。また，粘膜から分泌される粘液や線毛があることで，鼻腔や気管から病原菌や異物を排除している。胃液は，病原菌を殺菌するのに役立っている。

②液性の防御因子：**リゾチーム**，**プロテアーゼ**や，**抗体**，**補体**，**インターフェロン**などが分泌されており，病原菌を破壊し，不活化している。

③細胞性の防御因子：白血球，**単球・マクロファージ**，**ナチュラルキラー（NK）細胞**があり，病原菌や異物を処理する。さらに，NK細胞は身体中を巡回し，ウイルスに感染した細胞やがん細胞などの変異した細胞を攻撃する。これらの細胞の活性化により，種々の**サイトカイン**[*]や**ケモカイン**[*]が産生・分泌される。

◀1 36-22

リゾチーム
細菌の細胞壁の多糖類を加水分解する酵素。ヒトの唾液，涙，鼻汁，母乳などに含まれている。

プロテアーゼ
たんぱく質（ペプチド）のペプチド結合を加水分解する酵素の総称。体内でのたんぱく質の分解や生体の防御機構などで重要な働きをしている。

抗体
Bリンパ球が形質細胞に分化して産生・分泌する糖たんぱく質。抗原を認識すると結合して無害化する。血液中にみられるγグロブリンのうちのIgGが抗体の本体である。IgGは血漿中に最も多い抗体で，ヒト免疫グロブリン（Ig）の70〜75％を占める。

補体
血漿中のたんぱく質。抗体が細菌などに結合する際，抗体に活性化されて細菌の細胞膜に穴をあけて細菌を破壊する。また，マクロファージによる貪食能を促進させるオプソニン効果を示す。

インターフェロン
ウイルス感染や腫瘍細胞に対抗して細胞が分泌するたんぱく質。ウイルスの増殖や腫瘍細胞の増殖を抑制する働きをもつ。代表的なものに，INF-α，INF-β，INF-γ，INF-ε，INF-κなどがある。医薬品としてC型肝炎や悪性腫瘍などの治療に使われている。

単球 ◀2
白血球の一種。大型の細胞（20〜30μm）で核に腎臓やそらまめのようなへこみをもち，細胞質には染色液で染まるような顆粒をもたない。アメーバ運動で組織の感染部位や炎症部位を遊走し，細菌や異物を貪食する。その際，ヘルパーT細胞に対して自己か非自己かというMHCクラスⅡの抗原の発現と抗原提示を行う。また，血管外へ出た単球はそのままマクロファージ（組織球）として分化し，組織固有のマクロファージとして居着く。
◀2 36-17

MHC
主要組織適合遺伝子複合体。免疫反応に必要な多くのたんぱく質遺伝子情報を含んでいる。大きく分けてクラスⅠ（細胞内の内因性抗原を結合）とクラスⅡ（エンドサイトーシスで細胞内に取り込まれ処理された外来性抗原を結合して提示）がある。

ナチュラルキラー（NK）細胞
大型の細胞傷害性のリンパ球の一種。細胞傷害性T細胞と大きく異なる点は，抗原を認識しなくても攻撃することができ，もともと細胞傷害性をもっていることである。また，MHCクラスの認識が低いため，本来自己の細胞であった腫瘍細胞も攻撃できる。

[*]**用語解説は p. 130**

129

*用語出現は p. 129

サイトカイン*
免疫を担う細胞から分泌される生理活性物質（たんぱく質）。免疫応答に関係した情報を伝える。現在までに数百種類発見されている。特定の細胞にはサイトカインの受容体があり，サイトカインが結合すると細胞内情報伝達系が働き，細胞に形態の変化や生化学的な反応が生じる。

ケモカイン*
炎症部位で大量に産生され，好中球やマクロファージなどの白血球を炎症部位へ遊走させるサイトカイン。インターロイキン‐8（IL-8）など約50種類が報告されている。

リンパ球
白血球の一種で，約20～40％程度を占め，大型の核をもつ。細胞質には顆粒をもたないものが多く，大型で細胞質に顆粒をもつものは NK 細胞と呼ばれる。細胞性免疫をつかさどる T リンパ球（T 細胞）と，形質細胞に分化した後抗体を産生する B リンパ球（B 細胞）がある。

求心性神経
末梢組織からの種々の情報を中枢に伝える神経線維。求心性神経が伝える情報は，皮膚感覚や深部感覚（体性感覚）などを伝える体性神経と，内臓の痛覚など（内臓感覚）を伝える自律神経求心路によって伝えられる。

これらは，リンパ球を活性化し，細胞性免疫を担う T リンパ球，NK 細胞や体液性免疫を担う B リンパ球を誘導する。

　リンパ組織には，リンパ管，リンパ節などのように中をリンパ液，リンパ球，単球などが巡回しているものや，脾臓，胸腺，骨髄などリンパ球の産生・成熟に関係しているものがある。

Ⓐ　情報伝達の機構

　私たちは，身体の働きを全体として調和し，統御するために，身体の外部環境および内部環境から多種多様の情報を受容しなければならない。

　例えば，景色や文字などの視覚情報，音楽や会話などの聴覚情報，匂いなどの嗅覚情報，痛い，冷たい，熱いなどの皮膚感覚からの情報など，外部環境から多数の感覚器官を通してさまざまな情報を入力し，正確に脳の各中枢あるいは直接効果器に情報を伝達している。

　同様に内部環境からの情報として，血液の pH，酸素や二酸化炭素などのガス分圧や血圧の変動がある。これらの情報は，頸動脈小体や頸動脈洞，大動脈小体，大動脈，視床下部の細胞などの受容器で得られ，延髄などにある各中枢へ伝えられ，自律神経，運動神経ならびに関係する内分泌腺などを介して適切に処理される。体液のミネラルやグルコース濃度，体温変化などの情報も腎臓，副腎，甲状腺，膵臓などの各内分泌腺や視床下部の各中枢および自律神経系などを介して最適に調節される。

　このように情報伝達と調節を担うのは，主に神経系と内分泌系である。

●**神経系における情報伝達**　私たちの身体には受容器や感覚器が存在し，常に外部や内部環境からの情報を受容している。受容器や感覚器に対する刺激は，感覚細胞の活動電位（受容器電位）（p. 133，5‐A‐b‐1 ●参照）として受容され，発生した活動電位は，感覚細胞においてシナプスを介して接合している求心性神経に情報が伝達される。

　シナプス（p. 136，5‐A‐b‐2 ●参照）では多くの場合，神経伝達物質という化学物質によって情報伝達が行われ，活動電位（インパルス）が発生する。インパルスは，求心性神経の軸索を伝導し，いくつかの神経を乗り換え，そのたびにシナプス伝達を繰り返しながらそれぞれの中枢に情報を伝達する。中枢では，情報の分析，処理，統合が行われ，遠心路を経て運動器官，内分泌器官，関係している臓器などの各効果器にインパルスが送られて調節が行われる。

　情報によっては脊髄レベルでの反射が行われ，大脳皮質など中枢での判断，処理を経ないで効果器が応答する場合がある。

　このように，私たちの身体には，神経系という電気刺激による情報伝達手段をもつネットワークが全身に張り巡らされているので，環境の変化に対して瞬時に適切な応答が行える。

●**内分泌系における情報伝達**　内分泌器官から放出されるホルモンは神経系と異なって作用の発現に時間がかかる場合が多く，かなり少量で長期間，標的細胞の

調節を行っている。

　ホルモンは，ペプチドやステロイドなどの化学物質からなる。標的細胞では，ホルモンが受容体に結合することにより，細胞内にシグナルが伝えられてサイクリック AMP（環状アデノシン一リン酸，cAMP）や Ca^{2+} などのセカンドメッセンジャー（p. 155 参照）が増加する。その後，酵素やたんぱく質のリン酸化，脱リン酸化やイオンチャネル（p. 153, **表 5-10**）の開閉などが生じて細胞に種々の反応が開始する（細胞内情報伝達）。

　また，ステロイドホルモンは，細胞質で受容体と結合し，核へ移動する。核でDNA の特異的配列（ホルモン応答配列）と結合し，DNA の転写調節によりmRNA が生じる。細胞質に移動した mRNA は，新たにたんぱく質を合成し，細胞にステロイドホルモンによる生理作用が発現する（p. 154, **図 5-13**）。

ⓐ 細胞間情報伝達 ◀ ◀33-24

情報伝達には，大きく分けて次の 2 種類がある。

・細胞外情報伝達系：情報を標的細胞に伝えるまでの情報伝達系のことをいい，神経系，内分泌系，免疫系が関係している。

・細胞内情報伝達系：標的細胞まで伝達されたシグナル分子（**リガンド**）が，細胞の受容体に結合し，細胞内に情報を伝える。それにより，細胞内にセカンドメッセンジャーと呼ばれる分子が生成され，細胞内の反応系を活性化して細胞機能を発現することをいう。

リガンド
特定の受容体に特異的に結合する物質。

1 細胞外情報伝達系

●**神経系**　　次の①~③の働きをもつ。

①環境からの情報を受容する感覚機能

②感覚情報を判断，処理，統合する中枢機能

③筋の収縮や分泌などの運動や活動を引き起こす運動性の機能

　感覚機能は，感覚受容器から始まる。例えば，ヒトの皮膚には皮膚感覚をつかさどる痛覚，触覚，温覚，冷覚などの受容器があり，受容器からの情報は求心性神経伝導路を通って大脳皮質の体性感覚野に伝えられる。これにより，情報の判断，処理や統合が行われ，情報に対する指令が運動神経，自律神経系，内分泌系などを介して伝達される。例えば，手や足を動かすという運動を行ったり，皮膚の血管を収縮・弛緩させたりして感覚情報に適切に応答する。外界からの刺激を受容する皮膚感覚と同様に，身体内部にも各種の感覚受容器があり，受容器からの情報に対して常に応答している。

●**内分泌系**　　内分泌腺から分泌されるホルモンにより，細胞，組織，器官の働きは調節されている。私たちの身体は，内部環境，外部環境の変化に対して内分泌腺からホルモンを分泌してホメオスタシス（恒常性）を維持しようとする。ホルモンは，標的細胞の受容体と結合し，細胞内にシグナル伝達を引き起こして作用を発現する。ホルモンの作用により，環境の変化は元に戻されて恒常性が維持さ

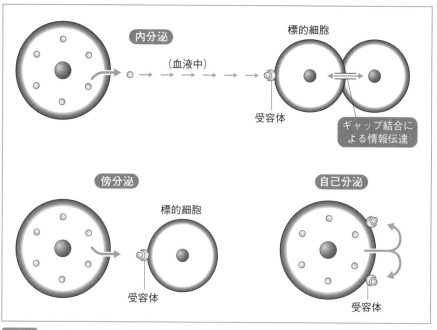

図5-1　細胞外伝達機構

れる。ホルモンは，内分泌腺から細胞外液中に分泌されて生理作用を示すが，ホルモンによる細胞外情報伝達機構には次のものがある（**図5‑1**）。

・内分泌（エンドクリン）：多くのホルモンでみられるように，血中を巡って全身の組織，標的細胞に運搬される。

・傍分泌（パラクリン）：分泌されたホルモンが間質を拡散して近傍の細胞に作用を示す。膵ランゲルハンス島のD(δ)細胞から分泌されるソマトスタチンは，傍分泌により隣接している膵B (β) 細胞から分泌されるインスリンや膵A (α) 細胞からのグルカゴンの分泌抑制を行う。ホルモンではないが，血管の拡張など多様な働きが知られている一酸化窒素（NO）も傍分泌のように隣接細胞に拡散してさまざまな調節や生理作用を行う。

・自己分泌（オートクリン）：放出されたホルモンやサイトカインが自身の内分泌腺に作用して，分泌や細胞内の反応を調節する。免疫系の細胞でみられる。

・ギャップ結合を介した細胞間情報伝達：ギャップ結合は，上皮細胞間，心筋細胞，平滑筋細胞，骨細胞や神経の電気シナプスなどに多数存在する（p.4，**表1‑2**参照）。心筋では，ギャップ結合（介在板）を通って活動電位 (Na^+) が，周囲の隣接細胞に移動し，多数の心筋細胞が同期して心収縮を行う。平滑筋では，陣痛や蠕動運動などの際にギャップ結合を介して Ca^{2+} イオンの隣接細胞への移動により，平滑筋が同期して収縮を行う。ギャップ結合を通過するものには，イオン類を始め，セカンドメッセンジャーの cAMP，cGMP，Ca^{2+}，イノシトール三リン酸（IP_3）等のほか，栄養成分や小分子など多数あり，これらは，隣接細胞にその情報を伝え，隣接細胞でも外界から刺激を受けた細胞

と同様の挙動をする（**図5-1**）。

- ・神経分泌（ニューロクリン）：神経細胞がホルモンを産生し，軸索を通って内分泌腺に輸送後，血中を巡って標的器官に運搬される。視床下部の室傍核や視索上核の細胞体で産生される，下垂体後葉ホルモンのバソプレシンやオキシトシンがその例である。

●**免疫系**　免疫系では，多数の細胞が多様な働きを協同的に果たしており，離れている細胞間の情報伝達が重要な役目を担っている。免疫担当細胞は，①サイトカインやケモカインという液性因子と細胞表面にある受容体を介する情報伝達，②細胞同士や細胞外の基質の接触による細胞接着因子による情報伝達を行っている。

　サイトカインには，主に単球やマクロファージ由来のモノカイン，リンパ球由来のリンホカインやその他のものが含まれている。ケモカインは，白血球の遊走を調節する働きをもつサイトカインである。サイトカインは，主に傍分泌や自己分泌作用によりシグナルを伝える。

② 細胞内情報伝達系

　細胞外からのシグナルとして，神経伝達物質やホルモン，サイトカインなどのリガンドが標的細胞の受容体に結合すると，受容体の活性化が生じ，細胞内にシグナルが伝えられる。その後，細胞内に化学反応連鎖（カスケード）が生じ，**細胞応答**が発現される。シグナル伝達系は，基本的に次の段階を経て行われる。

❶リガンドの結合→❷受容体の活性化→❸シグナル伝達→

❹効果器の活性化→❺シグナルの減衰

　細胞膜表層の特定の受容体には，特異的なリガンドが結合するので，受容体の種類は極めて多く，それぞれの受容体は特異的な構造と働きを行う。受容体の活性化によって細胞内にシグナルが伝えられると，三量体のサブユニットからなるGたんぱく質（GTP結合たんぱく質，p.154参照）が活性化し，cAMPやCa^{2+}などのセカンドメッセンジャーの濃度が一過性に上昇する。続いて次々と種々の酵素群がリン酸化や脱リン酸化の反応を受け，最終的にリガンドの生理作用が細胞内に発現される。

細胞応答
ある刺激に対して細胞が起こす反応のこと。細胞はその刺激を受容後，細胞内でいろいろな反応を生じ，その情報が伝えられると（細胞内情報伝達機構）その刺激に応じた細胞反応（応答）を生じる。

b 内分泌系と神経系による調節

① 活動電位

●**静止膜電位（静止電位）**　細胞膜を隔てて細胞内と細胞外とではイオンの組成が異なっており（**表5-1**），細胞内に微小電極を刺入して電位を測定すると，細胞内は細胞外に対して$-90 \sim -60mV$の**静止膜電位**をもつ。

●**平衡電位**　静止時に細胞膜は，Na^+や陰イオンをほとんど通さず，K^+を通しやすいという性質をもっているので，濃度勾配に従ってイオンは濃度の低いほうへ移動する（受動輸送）。しかし，細胞膜には，エネルギー（ATP）を使ってNa^+を細胞外に，K^+を細胞内に移動させるNa^+-K^+ポンプ（能動輸送）があるので，細胞膜を隔ててNa^+とK^+の濃度差が維持されている。このような場合の

静止膜電位
細胞の内外に存在する電位の差を膜電位という（通常，細胞内は細胞外に対して負（陰性）である）。イオンは細胞内外を常に移動しているが見かけ上移動しなくなることがあり，その場合の膜電位を静止膜電位という。

133

表5-1　細胞内液と細胞外液のイオン組成（哺乳動物の骨格筋）

	細胞外液（mmol/L）	細胞内液（mmol/L）
Na^+（ナトリウムイオン）	145	12
K^+（カリウムイオン）	4	144
Cl^-（塩素イオン）	121	4
Ca^{2+}（カルシウムイオン）	2.5	0
Mg^{2+}（マグネシウムイオン）	1.0	24

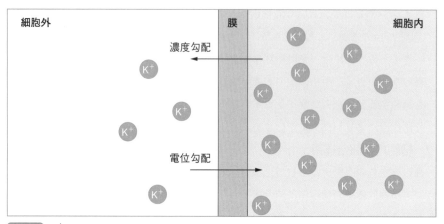

図5-2　K^+の平衡電位

　膜の内外における電位差の大きさを平衡電位といい（図5-2），次の Nernst の式で表される。K^+の平衡電位 E_K は，次のようになる。

$$E_K = 61 \log \frac{[K^+]_o}{[K^+]_i} = 61 \times \log \frac{4}{144} = -95 \text{mV}$$

　　　ただし，温度は 37℃ で，$[K^+]_o$ は細胞外の K^+ の濃度，$[K^+]_i$ は細胞内のK^+ の濃度を示す。

　すなわち，K^+ は膜電位が平衡電位（-95mV）に近づくまで細胞内外を移動する。すなわち，平衡電位は，静止膜電位に近い値となる。

　一方，Na^+ の透過性が上がった場合の平衡電位 E_{Na} は，次のようになる。

$$E_{Na} = 61 \log \frac{[Na^+]_o}{[Na^+]_i} = 61 \times \log \frac{145}{12} = +66 \text{mV}$$

●**活動電位**（図5-3）　　神経や筋などの興奮性膜に刺激を加えると，負の値の静止膜電位から極めて短時間で +30 ～ +50mV の正の電位が発生する。これを活動電位，あるいは負から正に電位が変化するので逆転電位という。

　また，上述のように，静止膜電位が 0 に向かって変化すること（図では正の方向に変化すること）を脱分極,活動電位の正の部分をオーバーシュートといい，0 に戻ること（図では静止膜電位に戻ること）を再分極，静止膜電位よりも膜電位がより負になることを過分極という。

●**活動電位の生じる過程**　　活動電位は，次の過程で生じると考えられている。

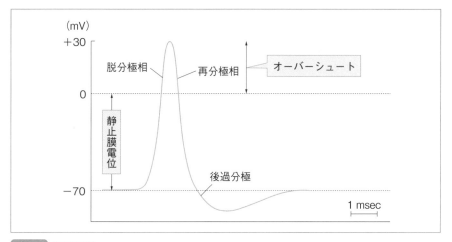

図5-3 活動電位

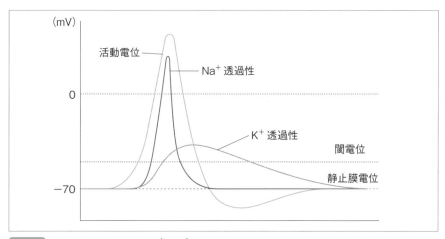

図5-4 活動電位発生時の Na^+，K^+ の透過性の変化

①ある刺激が加えられることによって，細胞膜の Na^+ の透過性が一過性に急上昇し，細胞外の Na^+ が細胞内へ流入することで膜電位が Na^+ の平衡電位に近づいて，正の電位となる。

②細胞内に Na^+ が加えられたことで，細胞膜の K^+ の透過性が上昇して K^+ が細胞外に流出し，一気に膜電位は K^+ の平衡電位に近づくことになる。

③細胞膜の K^+ の透過性の増大に続いて Na^+ 透過性の不活化が加わり，膜電位は急激に静止膜電位に近づいていく。

　①〜③のように活動電位が発生している間は，Na^+ と K^+ はその濃度勾配，電位勾配に従って移動するので，Na^+ は細胞内に入り，K^+ は細胞外に出て行く。最終的に Na^+ と K^+ の濃度は，Na^+-K^+ ポンプの働きによって静止膜電位の濃度に調節されていく（図5-4）。

　このように，神経や筋の活動電位は Na^+ の透過性の増大によってもたらされるが，心筋のように Ca^{2+} の透過性が増大することで生じる活動電位（Ca^{2+} ス

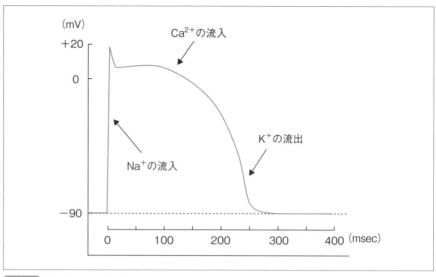

図5-5 心室筋の活動電位

パイク）もある。

　骨格筋線維では，活動電位が生じると骨格筋の筋小胞体から Ca^{2+} が放出され，Ca^{2+} は筋線維のトロポニンに結合し，アクチンとミオシンの相互作用を生じ，ミオシン線維は，アクチン線維を引き寄せる。このように，筋細胞内の Ca^{2+} の上昇は筋の収縮を起こさせる。

●**心筋の活動電位**　微小電極を心筋細胞内に刺入して心室筋の活動電位を測定すると，静止膜電位はほぼ $-90mV$ である。心室筋の活動電位は，神経や骨格筋の活動電位が数ミリ秒（msec）で終了するのに対して長く，$200 \sim 500msec$ も続く。心筋の活動電位の持続時間は，心房筋，心室筋，ヒス束，脚（左脚枝，右脚枝），プルキンエ線維など測定する箇所で異なっている。また，心周期の時間変動によっても活動電位の持続時間は変化する。洞房結節，房室結節では，形も持続時間も違っている。**図5-5**に，心室筋の活動電位の例を示す。

・心筋の活動電位の現象：以下の５相に分けられている（**図5-5**）。

　　　　第０相（脱分極相）：活動電位の立ち上がりの部分である。Na^+ チャネルの急速な活性化により一過性に Na^+ が流入する。

　　　　第１相（スパイク相）：脱分極し，その後，急に０電位のほうに近づく。

　　　　第２相（プラトー相）：０mV 付近で平坦なプラトーと呼ばれる部分が形成されるが，これはこの期間に細胞外からの Ca^{2+} の流入が持続し，K^+ の細胞外への流出が減少するためである。

　　　　第３相（再分極相）：Ca^{2+} の流入が減少し，K^+ が細胞内から細胞外へ移動する。

　　　　第４相（静止電位）：静止時の電位（$-90mV$）に戻る。

◀33-24 **2　シナプス，軸索** ●◀

1　シナプス

シナプスは，ある神経から別の神経，筋細胞，分泌細胞へと化学的な神経伝達物

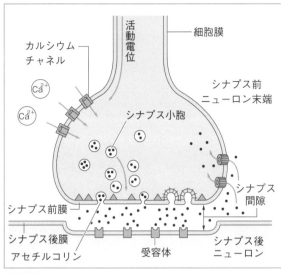

①活動電位が神経末端に達すると，カルシウムチャネルが開き，カルシウムイオン（Ca²⁺）が取り入れられる。
②シナプス小胞よりシナプス間隙にアセチルコリンが分泌される。
③アセチルコリンがシナプス後膜の受容体に結合し，シナプス後ニューロンの膜電位を変化させる。
④アセチルコリンエステラーゼが働き，アセチルコリンが分解されて酢酸とコリンになる。コリンはシナプス前ニューロンに回収されて再びアセチルコリンに合成される。

図5-6　**シナプスにおける興奮伝達**

質（化学シナプス）や電気的に神経情報（電気シナプス）を伝える接合部である（図5-6）。

●**化学シナプス**　　シナプス小胞内に蓄えられた化学的な神経伝達物質が，シナプス前膜からシナプス間隙（20～30nm）に放出されて相手側のシナプス後膜に達し，受容体と結合すると，イオンチャネル（p.153，**表5-10**）が開いてシナプス後膜の膜電位が変化する。

　化学伝達物質が，相手側のシナプス後膜を脱分極（p.134参照）させて神経に活動電位を引き起こす場合を興奮性シナプスといい，発生した電位は，興奮性シナプス後電位（EPSP）と呼ばれる。反対に相手側のシナプス後膜の膜電位に過分極（p.134参照）を与えて神経の活動を抑制する場合を抑制性シナプスといい，生じた電位変化は，抑制性シナプス後電位（IPSP）と呼ばれる（図5-7）。

　多数の神経と興奮性ならびに抑制性シナプスが複雑に組み合わさって神経回路を形成し，情報に修飾を与えて伝達する。

●**神経伝達物質の種類**（**表5-2**）
・低分子の伝達物質：アセチルコリンやグルタミン酸，グリシンなどのアミノ酸類。カテコールアミンやセロトニンなどの生理活性アミン類。
・神経ペプチド：エンケファリン，エンドルフィンなどのオピオイド。血管作動性腸管ポリペプチド（VIP），サブスタンスPなどの胃腸（腸管）ペプチド。視床下部から放出される各種の放出ホルモンや抑制ホルモン。下垂体後葉ホルモン。
・気体：一酸化窒素（NO），一酸化炭素（CO）など。
・興奮性神経伝達物質と抑制性神経伝達物質（**表5-3**）

●**電気シナプス**　　シナプス前膜とシナプス後膜が接合し，ギャップ結合を形成している（p.4，**図1-2**，**表1-2**参照）。ギャップ結合は低分子のイオンなどを通過させるので，電気的に情報が伝わる。ほ乳類では外側前庭神経核中の神経に存

興奮性シナプス

ⓐ興奮性シナプスのシナプス前ニューロンのインパルス

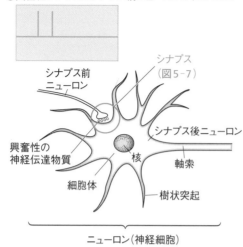

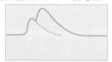

シナプス前ニューロン

シナプス（図5-7）

シナプス後ニューロン

興奮性の神経伝達物質

核

軸索

細胞体

樹状突起

ニューロン（神経細胞）

ⓑ興奮性シナプス後電位

興奮性シナプス前ニューロンにⓐ図に見られるようなインパルスが2発伝導してきた場合，アセチルコリンなどの興奮性の神経伝達物質が出て，シナプス後ニューロンにはⓐ図のインパルスに対応してⓑ図のように興奮性（＋）のシナプス後電位が二つ出現する。なお，2発目のシナプス後電位には加重によりインパルス1個のときよりも大きな陽性（＋）のシナプス後電位がみられ，この電位が閾値を超えるとシナプス後ニューロンに活動電位が発生する。

抑制性シナプス

ⓒ抑制性シナプスのシナプス前ニューロンのインパルス

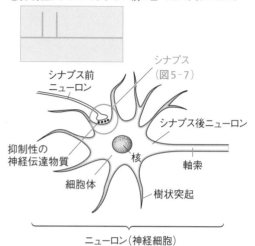

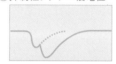

シナプス前ニューロン

シナプス（図5-7）

シナプス後ニューロン

抑制性の神経伝達物質

核

軸索

細胞体

樹状突起

ニューロン（神経細胞）

ⓓ抑制性シナプス後電位

抑制性シナプス前ニューロンにⓒ図に見られるようなインパルスが2発伝導してきた場合，γ-アミノ酪酸（GABA）やグリシンなどの抑制性の神経伝達物質が出て，シナプス後ニューロンにはⓒ図のインパルスに対応してⓓ図のように抑制性（－）のシナプス後電位が二つ出現する。なお，2発目のシナプス後電位は加重によりインパルス1個のときよりも深い陰性（－）のシナプス後電位がみられるが，この電位が陰性の方向に大きいためシナプス後ニューロンが活動電位（＋）を発生しようとしても陰性のシナプス後電位（－）に打ち消されてしまって閾値を超えられない。したがって，シナプス後ニューロンは活動電位を発生できない。

図5-7　興奮性シナプスと抑制性シナプス

在する。

2　軸索

軸索は，神経の細胞体から続く直径0.5～20μmの神経線維である。神経細胞により長さは種々であるが，長いものでは坐骨神経のように1mを超えるものもある。

軸索の太いものは，シュワン細胞の細胞膜で被覆（髄鞘，ミエリン鞘）されており，有髄神経線維と呼ばれる。髄鞘は脂質に富んでおり，電気的に絶縁性が高い部分である。髄鞘と髄鞘の間の軸索が露出している部分はランビエ絞輪という（p.11，図1-8参照）。軸索が髄鞘により被覆されていない神経は，無髄神経線維という。

●伝導（表5-4）　　無髄神経では，活動電位は局所電流となって伝導する

表5-2 主な神経伝達物質と働き

神経伝達物質	働き
アセチルコリン （Ach） （表5-3）	●神経筋接合部（終板），自律神経節，自律神経系の主に副交感神経，脊髄の興奮性シナプス，中枢神経系などでみられる。
カテコールアミン （表5-3）	●アドレナリン，ノルアドレナリン，ドーパミンの一括総称。 ●中枢神経では抑制性神経伝達物質。 ●ノルアドレナリンは，交感神経節後シナプスの伝達物質（エクリン汗腺，骨格筋の血管を除く。これらは交感神経支配であるが，神経伝達物質はアセチルコリン）。
ドーパミン （表5-3）	●大脳基底核の黒質の神経伝達物質。 ●ドーパミンが分泌されない疾病にパーキンソン病がある。ドーパミンは血液脳関門（BBB）を通過できないので，治療には前駆体のL-ドーパを投与する。
γ-アミノ酪酸 （GABA） （表5-3）	●中枢神経系に広範にみられる抑制性神経伝達物質。
グリシン （表5-3）	●中枢神経系の抑制性神経伝達物質。脊髄や脳幹に多い。
セロトニン	●脳幹の縫線核にあるセロトニン神経で使われる。脊髄での痛覚を抑制する。
エンドルフィン	●鎮痛作用。下行性鎮痛系を機能させて脊髄での痛みの伝達を抑制する（内因性鎮痛作用）。 ●鍼治療やマラソン，ジョギング時に放出され，脳内モルヒネ様物質と呼ばれる。
エンケファリン	●鎮痛作用。痛みの伝達を抑制。

表5-3 興奮性神経伝達物質と抑制性神経伝達物質

興奮性 神経伝達物質	●アセチルコリン：神経筋接合部（終板），脊髄，自律神経などで興奮性の神経伝達物質として作用する。 ●グルタミン酸：中枢神経系に多量にみられる。 ●ヒスタミン：視床下部でみられる。
抑制性 神経伝達物質	●γ-アミノ酪酸（GABA）：中枢神経系に広範にみられる。 ●グリシン：中枢神経系にみられる。脊髄や脳幹に多い。 ●カテコールアミン：アドレナリン，ノルアドレナリン，ドーパミンを総称してカテコールアミン（カテコラミン）という。中枢神経系では抑制性の神経伝達物質として働く。

（図5-8）。神経内は（-）の静止電位だが，活動電位が発生すると電位が逆転し，軸索内が（+）になり，細胞外が（-）になる。このとき，膜を通って局所伝流（活動電流）が軸索の両側へ伝導していき，隣接する部分に活動電位が発生する。このように，活動電位の発生している部分と隣接部分の間に活動電流が流れ，局所電流が隣接部分に活動電位を発生させながら伝導するので，伝導速度は遅い。

　一方，有髄神経では，髄鞘で被覆された部分は絶縁性が高く電気抵抗が高いので，局所電流は軸索が露出したランビエ絞輪の部分を通って跳び跳びに流れていく。そのため跳躍伝導と呼ばれ，伝導速度が速い。軸索の伝導速度が，情報伝達

表5-4　神経線維の種類と伝導速度

線　維	髄鞘の有無	直径(µm)	伝導速度(m/秒)	働　き
Aα	有髄	12〜20	60〜120	運動神経，筋紡錘からのⅠa線維群
β		8〜14	30〜80	触覚，圧覚
γ		2〜8	15〜55	錘内筋への運動神経
δ		1.5〜3	6〜30	温覚，痛覚
B	有髄	3	3〜15	交感神経節前線維
C	無髄	0.5〜1	0.3〜0.8	痛覚，交感神経節後線維

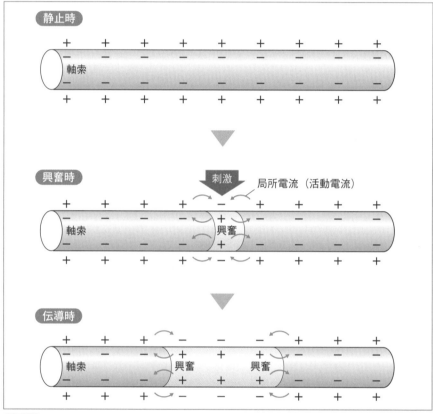

図5-8　局所電流

の速度を決定するといえる（図5-9）。

●**軸索輸送**　軸索のもう一つの重要な働きは，神経の細胞体で産生された物質の運搬である。視床下部で産生されたホルモンは，下垂体後葉まで軸索輸送され，後葉から血中に分泌される。軸索輸送には，軸索内を走行している微小管がレールの役目を果たし，物質が運搬されるといわれており，細胞体から末端へ運搬される順行性軸索輸送と，末端から細胞体へ運搬される逆行性軸索輸送がある。

●**切断と再生**　軸索を切断すると，切断後2〜3日で髄鞘が壊れ，やがて消失してしまう。これをウォーラー変性（ワーラー変性）という。しかし，切断が神経細胞より遠位端で行われ，神経の損傷が少ない場合は1週間ほどでシュワン

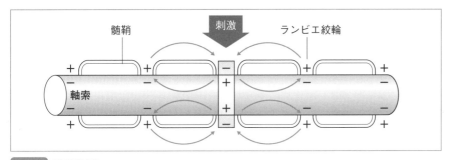

図5-9 跳躍伝導

細胞の増殖がみられる。

・**軸索の再生**：①遠位側と近位側の切断側に中空のシュワン細胞の管が形成され
て管同士がつながる。②神経線維の近位側で切断 2 〜 3 日後に神経線維の再
生がみられ始め，神経の出芽が起こる。③シュワン細胞の管の中に伸びてきた
神経線維により再生が生じ，神経の損傷からの回復が行われる。④効率よく再
生を起こさせるために，神経の縫合が行われる。

　神経は末梢神経系では再生しやすいが，中枢神経系では再生しにくい。細胞
体に近い部分で切断されると，中枢側にも変性が進み細胞体も障害されるので，
ニューロンは破壊される（逆行性変性）。

3　刺激に対する感覚受容 ●

　私たちは，外界からの刺激を特殊な神経細胞からなる感覚受容器で認知する。刺
激には機械的，温度変化，化学的，光，音など多様な種類がある。これらの刺激（物
理化学的なエネルギー）を特殊に分化した感覚受容器で受け取り，刺激のエネルギー
を電気的な活動電位に換えて神経伝導により大脳皮質の感覚野に伝える。

1　感覚の分類

　感覚の種類には，受容器から大脳皮質までの伝導路が独立している特殊感覚や体
性感覚，そして，内臓感覚のように伝導路が共通しているものがあり，特殊感覚は
脳神経により，体性感覚は体性神経により，また，内臓感覚は自律神経系によって
それぞれ伝達される。

・特殊感覚：視覚，聴覚，嗅覚，味覚，加速度など。
・体性感覚：皮膚感覚と関節や筋などの深部感覚の両者を合わせたもの。
・内臓感覚：内臓感覚と臓器感覚。

　ある受容器にとって，刺激になり得るものは複数ある場合があるが，受容器に適
合し最も少ないエネルギーで刺激となるものを適当刺激という。

　例えば，目に対しては光が適当刺激であるが，目に何か物が当たった場合に「目
から火花が出る」といわれるように，機械的刺激も刺激になり得る。

　感覚受容器には，表 5-5 にみられるように，さまざまに分化した形態と構造・
機能をもったものがある。

表5-5　**感覚の分類と受容器**

感　覚		感覚の種類	感覚器（受容器）
特殊感覚		視覚	眼（桿状体，錐状体）
		聴覚	耳（コルチ器の有毛細胞）
		嗅覚	嗅上皮（嗅細胞）
		味覚	舌・口腔粘膜の味蕾（味細胞）
		加速度	半規管，卵形嚢，球形嚢（有毛細胞）
一般感覚	体性感覚	皮膚感覚　触（圧）覚	パチニ小体，マイスネル小体，メルケル小体（盤），ルフィニ小体
		温覚	自由神経終末
		冷覚	自由神経終末
		痛覚	自由神経終末
		深部感覚　関節の位置・運動	関節包の神経終末
		筋の伸張	筋紡錘
		筋の張力	ゴルジ腱器官
	内臓感覚	内臓感覚　運動感覚痛覚	自由神経終末
		臓器感覚　血圧	頸動脈洞，大動脈弓の圧受容器（神経終末）
		肺の伸展	肺胞の神経終末
		体内の温度	前視床下部の中枢温度受容ニューロン
		血液のO_2，CO_2分圧	頸動脈小体，大動脈小体の化学受容器（神経終末）
		血漿浸透圧	前視床下部の浸透圧受容器
		血糖値	視床下部のニューロン，膵α，β細胞

② 感覚受容器の働き

● **感覚変換**　感覚受容器の重要な働きの一つに感覚変換がある。感覚受容器には多種多様なものがあり，化学受容器の場合は化学物質が受容器に1分子でも結合するとイオンチャネルが開き，イオン電流が流れて刺激に対する神経活動が生じる。機械受容器の場合は，受容器の表面に機械的な刺激が加わると機械感受性のチャネルが開いて，イオン電流が流れる。光受容器の場合は，網膜の光受容器の外節のイオンチャネルで光刺激を受容する。このイオンチャネルは暗闇で開き，外節のディスクに光が当たると閉じる。

　イオンチャネルの開閉は，セカンドメッセンジャー分子のサイクリックGMP（環状グアノシン一リン酸，cGMP）により伝達される。感覚変換の機構は，各受容器によって異なるが，基本的には受容器分子の活性化に伴うイオンチャネルの開閉によって生じる電流の変化に変換される場合が多い。

● **受容器電位**　感覚変換では，まず受容器に刺激が加えられると，脱分極性の受容器電位が発生する。受容器電位はシナプスを介し，一次求心性神経線維終末（一次ニューロン）に伝達されると活動電位を発生し，刺激はインパルスに変換される。皮膚の受容器のように神経終末が受容器となっているものでは，受容器電位は起動電位として活動電位を発生する。

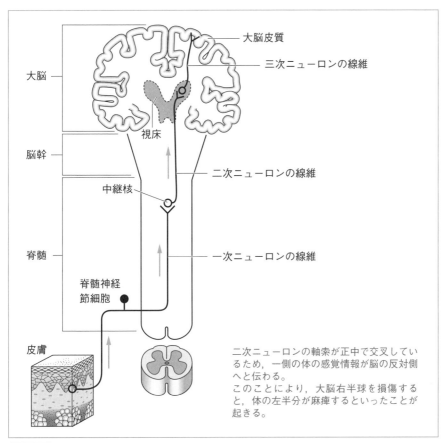

大脳

脳幹

脊髄

皮膚

大脳皮質

三次ニューロンの線維

視床

二次ニューロンの線維

中継核

一次ニューロンの線維

脊髄神経
節細胞

二次ニューロンの軸索が正中で交叉している
ため，一側の体の感覚情報が脳の反対側
へと伝わる。
このことにより，大脳右半球を損傷する
と，体の左半分が麻痺するといったことが
起きる。

図5-10 感覚伝導路

●起動電位　　起動電位は一般に刺激が大きければそれだけたくさんのインパルス
を発生するので，インパルスの発生頻度が高くなる。すなわち，感覚の強さはイ
ンパルスの頻度で表されることになる。受容器で得られた情報は，一次ニューロ
ンから中継核を経て脊髄や脳幹にある中枢神経の二次ニューロンに伝達される。
二次ニューロンは通常，左右交叉するので，反対側の視床に到達する。嗅覚以外
の感覚情報は視床で中継され，三次ニューロンに神経を乗り換えて，最終的に大
脳皮質のそれぞれの感覚野（一次感覚野）に投射される。その後，大脳皮質の大
脳感覚野やほかの皮質領域の情報と統合されて情報処理が行われる（図5-10）。

4 反射

1 神経系と反射

●神経系の分類（表5-6）　　ヒトの神経は大きく中枢神経系と末梢神経系に分 ◀34-22
類される。

・中枢神経系：脳と脊髄により構成されている。

・末梢神経系：脳と脊髄から出て全身に分布する神経をいい，体性神経系と自律
　神経系に分類される。

　○体性神経系：運動や感覚に関係し，感覚神経系（感覚ニューロン，知覚神経）
　　と運動神経系（運動ニューロン）の二つがある（p.11，図1-8 参照）。

表5-6 神経系

中枢神経	脳，脊髄		
末梢神経	脳神経（12 対）	体性神経	感覚神経（求心性神経）
	脊髄神経（31 対）		運動神経（遠心性神経）
	交感神経	自律神経	循環，腸管などの運動神経（遠心性神経）
	副交感神経		分泌神経（遠心性神経）

遠心性神経
中枢より末梢へ情報（興奮）を伝達する神経線維。求心性神経とは逆進行に伝達する。

○自律神経系：交感神経系と副交感神経系から構成されており，内臓，血管，腺などを支配し，消化，循環，呼吸，排泄，生殖などの働きを調節する。

末梢神経系は，インパルスの伝導する方向から，求心性神経と遠心性神経に分類される。感覚神経は求心性神経であり，運動神経や自律神経は**遠心性神経**である。

●**反射と統合**　特殊感覚，体性感覚，内臓感覚など，末梢からの感覚情報は，各種ニューロンや中継核を経て中枢神経系に伝えられる。中枢神経系の主要な働きは，反射と統合である。

・反射：各種の感覚刺激によって発生した求心性インパルスが中枢神経を介して遠心性に伝えられ，種々の筋，腺，内臓などの支配器官に達して何らかの効果を現す現象である。一定の感覚入力に対して無意識に行われる。

・統合：いくつかの反射を一定の目的に合うような組み合わせ，連合する作用のことをいう。脊髄の灰白質には求心性のインパルスが遠心性のインパルスに無意識のうちに転換される部位（反射中枢）が密集しており，そのうち，反射中枢が脊髄にある反射を脊髄反射という。

●**反射弓**　反射が起こる際に，インパルスが通る神経路を反射弓といい，❶感覚受容器→❷求心性神経→❸中枢神経（反射中枢）→❹遠心性神経→❺効果器からなる。反射弓に含まれるシナプスの数が1個のものを単シナプス反射，1個より多いものを多シナプス反射という。反射弓に含まれるシナプスの数が多い反射は，反応するまでの時間〔反射（反応）時間〕が長くなる。

② **反射の種類と例**

反射の種類は，脊髄から出る体性神経と自律神経によって大きく体性反射と自律性反射に分類される。

●**体性反射**　伸張反射や屈曲反射が代表例である。体性反射の遠心性神経は運動神経で，効果器は骨格筋である。

・伸張反射：骨格筋を急激に引き伸ばすとその筋が反射的に収縮するといった，過度の伸展を防ぐことをいう。この反射弓の感覚受容器は筋紡錘で，筋紡錘で生じたインパルスは求心性神経を通り，脊髄の後根に入り，シナプスを介して運動神経に切り替えられる。運動神経は，筋紡錘を含む骨格筋を支配している。シナプス1個を介する単シナプス反射である。膝蓋腱反射やアキレス腱反射などが伸張反射の代表例である（**表5-7**）。

表5-7　伸張反射の例

膝蓋腱反射	膝蓋腱を小さなハンマーで叩くと腱がへこみ，大腿四頭筋が急激に伸展されるので，筋内の筋紡錘が刺激されインパルスを発射する。インパルスは脊髄の後根から後核に入り，前核の運動神経細胞にシナプスを一つ介して連絡される。運動神経が興奮し，前根から大腿神経を通って大腿四頭筋を収縮させる結果，下腿が跳ね上がる。
アキレス腱反射	アキレス腱を叩くと，腓腹筋が収縮してつま先が伸びる。

表5-8　自律性反射の例

内臓-内臓反射	●内臓の状態に関する情報が自律神経系求心路を介して送られ，中枢で処理されて自律神経を遠心路として起こる反射。 ●心臓血管系，消化器系，泌尿器系などさまざまな臓器でみられる。 ●圧受容器反射，胃直腸反射，排尿反射，排便反射などがある。
体性-内臓反射	●体性感覚と特殊感覚線維を求心路とし，自律神経を遠心路とする反射。 ●**アシュネル（Aschner）反射**，唾液分泌反射，対光反射などがこれに当たる。
内臓-体性反射	●内臓からの求心性情報が，体性運動神経を求心路として起こす反射。 ●嚥下反射，嘔吐反射などがある。 ●臓器の痛覚が皮膚に投射される場合があり，**関連痛**と呼ばれる。

アシュネル（Aschner）反射
眼球を圧迫すると除脈が起こる反射。

関連痛
内臓の痛覚が皮膚の痛みとして感じられること。例：①心筋梗塞や狭心症の痛みが左胸部と左腕内側部の痛みとして投射される。②胆嚢や肝臓の痛みが右の肩甲骨や肩に放散する。③虫垂炎の痛みが炎症の進行とともに臍部から虫垂部の皮膚や腹壁に移動する。④腎臓疾患の痛みが側腹部や背中に放散する。

・屈曲反射：侵害刺激（傷害を与えるような刺激）が体性感覚（皮膚感覚や深部感覚）を刺激すると，四肢の屈筋が収縮して刺激を避ける行動をとることをいう。身体に与えられた侵害刺激により求心性インパルスが脊髄の中に広がり，多数の筋が屈曲反応を示す多シナプス反射である。

●**自律性反射**　自律性機能の各反射中枢は脊髄にある。自律性反射の遠心性神経は交感神経と副交感神経で，効果器は内臓平滑筋，心筋，分泌腺などである。消化，循環などの働きを有する内臓諸器官の自律性機能の調節を行う。

・脊髄と反射中枢：脊髄は，交感神経および副交感神経を内臓に送り，内臓機能の自律性反射調節を行うため，各種の反射中枢がある。脊髄の反射中枢には，心臓，血管運動，排便，排尿，勃起，発汗，立毛などの中枢がある。これらの中枢が障害を受けると，その部分に関係した反射に影響が出る。脊髄の反射中枢が正常でも，上位の中枢が損傷し，脊髄が完全に切断されて脳と脊髄の連絡が絶たれた場合，切断部位より下方の脊髄反射が減弱し，消失する。**表5-8**に，自律性反射の例を示す。

5　ホルモンの作用機序と分泌調節 ●

　私たちの身体は，主に神経による調節とホルモンによる調節により恒常性が保たれている。ホルモンを分泌する内分泌腺は，視床下部，下垂体，松果体，甲状腺，副甲状腺（上皮小体），胸腺，心臓，消化管，膵臓，副腎，精巣（卵巣）である（**表5-9，図5-11**）。

1　ホルモンの種類◀

　ホルモンは化学構造上，次の3種類に分類され，それぞれの特徴によって標的細胞への作用機序が異なる（**図5-12**）。

◀37-21
36-26

表5-9 ホルモンの分泌器官と主な作用

分泌器官		分泌されるホルモンと主な作用
視床下部		副腎皮質刺激ホルモン放出ホルモン（CRH）：副腎皮質刺激ホルモン（ACTH）の分泌促進 甲状腺刺激ホルモン放出ホルモン（TRH）：甲状腺刺激ホルモン（TSH）の分泌促進 成長ホルモン放出ホルモン（GHRH）：成長ホルモン（GH）の分泌促進 成長ホルモン抑制ホルモン（ソマトスタチン，GHIH）：成長ホルモン（GH）の分泌抑制 黄体形成ホルモン放出ホルモン（LHRH）：黄体形成ホルモン（LH）と卵胞刺激ホルモン（FSH）の分泌促進。最近は，ゴナドトロピン（性腺刺激ホルモン）放出ホルモン（GnRH）と呼ばれる。 プロラクチン抑制ホルモン（PIH）：プロラクチン（PL）の分泌抑制
下垂体	前葉	成長ホルモン（GH）：成長促進作用，たんぱく質の同化促進 甲状腺刺激ホルモン（TSH）：甲状腺ホルモンの分泌促進 副腎皮質刺激ホルモン（ACTH）：副腎皮質ホルモンの分泌促進 黄体形成ホルモン（LH）：卵胞成熟，排卵の促進，黄体の発育，アンドロゲン（テストステロン）の分泌促進 卵胞刺激ホルモン（FSH）：卵胞の発育，エストロゲンの分泌促進，精子形成の促進 プロラクチン（PL）：乳腺の成長促進
	後葉	オキシトシン：子宮筋の収縮，射乳 バソプレシン：腎臓（集合管）での水の再吸収の促進，血圧上昇
甲状腺		甲状腺ホルモン（T_4, T_3）：代謝の促進 カルシトニン：骨からのCa^{2+}溶解抑制，腎臓のCa^{2+}再吸収抑制
副甲状腺		副甲状腺ホルモン（パラトルモン，PTH）：骨からのCa^{2+}溶解促進，腎臓のCa^{2+}再吸収促進
副腎	皮質	糖質コルチコイド：糖新生の亢進，抗炎症作用，抗ストレス作用 電解質コルチコイド：腎臓（遠位尿細管）でのNa^+の再吸収促進，K^+の排泄
	髄質	アドレナリン：血糖値の上昇作用，心拍数増加作用，心拍出量増加作用 ノルアドレナリン：血圧の上昇作用
膵臓		インスリン：グリコーゲンの合成促進，糖新生の抑制，血糖低下 グルカゴン：グリコーゲンの分解促進，糖新生の促進，血糖上昇 ソマトスタチン：インスリン，グルカゴンの分泌抑制
性腺	精巣	アンドロゲン（テストステロン）：精子の形成促進，第二次性徴の促進
	卵巣	エストロゲン：月経周期の維持，妊娠の維持，第二次性徴の促進 プロゲステロン：受精卵の着床の促進

●**ペプチドホルモン**　アミノ酸が数個のものや数百個からなるものまである。水溶性で細胞膜を通過できない。そのため，細胞膜上の受容体に結合後，細胞内シグナル伝達を行ってホルモン作用の発現を行う。視床下部から分泌されるホルモンや，下垂体ホルモン，インスリン，グルカゴン，ガストリン，セクレチンなどの消化管ホルモンにみられる。

　インスリンは，筋細胞や脂肪細胞などのインスリン受容体に結合するとGLUT4（glucose transporter 4）を細胞内から細胞表面に移動させてグルコース（ブドウ糖）を細胞内に入れる。

●**アミン類・アミノ酸誘導体**　チロシンの誘導体である。カテコールアミン（アドレナリン，ノルアドレナリン，ドーパミン）類と甲状腺ホルモンが含まれる。カテコールアミン類は，水溶性で細胞膜を通過できないので，ペプチドホルモン

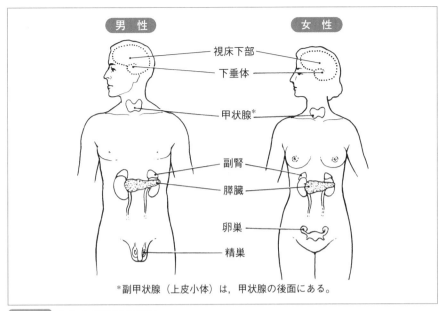

図5-11 主な内分泌腺の所在

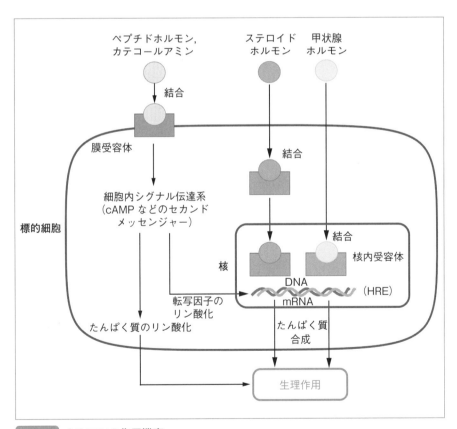

図5-12 ホルモンの作用機序

注）HRE：ホルモン応答領域部位（DNA の調節領域の配列）

と同様に細胞膜上の受容体に結合後，細胞内シグナル伝達を行ってホルモン作用を発現する。甲状腺ホルモンは，脂溶性なので細胞膜を通過できる。その後核内受容体と結合し，遺伝子発現を行って作用を現す。

●**ステロイドホルモン**　ステロイド核（シクロペンタヒドロフェナントレン核）を基本骨格にもち，副腎皮質や性腺でコレステロールから合成される。副腎皮質ホルモンの糖質コルチコイド，鉱質コルチコイド，アンドロゲン（テストステロン），エストロゲン，プロゲステロンなどが含まれる。ステロイドは，脂溶性で細胞膜を通過できるため，ステロイドホルモンの受容体も細胞質中にある。

なお，化学構造上ステロイドに似たステロールに属するホルモンであるビタミンDも，ステロイドホルモンと同様の作用機序をもち，細胞膜を通過し，核に移動し種々の遺伝子を活性化する。

2　ホルモンの作用機序

ホルモンの種類と特徴によって，それぞれのホルモンの作用機序やホルモン作用の発現が異なる（p. 147, 図5-12・p. 154, 図5-13参照）。以下に，各ホルモンの種類について作用機序を述べる。

●**ペプチドホルモン・カテコールアミン類**　これらのホルモンは，水溶性で細胞膜を通過できないため，細胞膜上に受容体をもつ。受容体にホルモンが結合すると，細胞膜直下にあるGたんぱく質（p. 154参照）が活性化され，セカンドメッセンジャー（p. 155参照）であるcAMPやCa^{2+}が細胞内に増加する。cAMPや，Ca^{2+}と結合したカルモジュリンによってAキナーゼやカルモジュリンキナーゼが活性化し，ほかのたんぱく質（酵素）のリン酸化と活性化を起こして細胞にホルモンの生理作用が生じる（p. 156, 図5-14・p. 157, 図5-15参照）。また，核では転写因子のリン酸化によりmRNAの転写が起こり，その後mRNAは細胞質に移動し，たんぱく質合成を行って，細胞にホルモンの生理作用が生じる。

●**ステロイドホルモン**　自由に細胞膜を通過し，細胞質を移動できる。ステロイドホルモンの受容体（核内受容体）は細胞質中にあり，ステロイドホルモンと結合後，ホルモン－受容体複合体は，核内の受容体であるDNAのヌクレオチド配列中にあるホルモン応答領域部位（HRE；hormone response element）に結合する。そして，mRNAを転写し，細胞質でたんぱく質合成を行ってホルモンの生理作用を発現する。

●**甲状腺ホルモン・ビタミンD**　ステロイドホルモンと同様に，脂溶性で細胞膜を通過できるため，核に直接移行し，核内受容体と結合してDNAのヌクレオチド配列中にあるホルモン応答領域部位（HRE）に結合後，mRNAを転写する。mRNAは細胞質に移行し，たんぱく質合成を行ってホルモンの生理作用を発現する。

3　ホルモン分泌の調節機構

ホルモンは，微量で大きな作用を生じるので，ホルモン分泌には，厳密に種々の調節系が働いている。内分泌腺からのホルモンの分泌は，次のような順序で行われ

る。

①視床下部から分泌される下垂体前葉のホルモンに対する放出ホルモンと抑制ホ
　ルモンによって調節を受ける。

②下垂体前葉は，視床下部からのホルモンによって，下位の内分泌腺の分泌に必
　要なホルモンの分泌を促進したり，抑制したりする。

③下垂体前葉から分泌されたこれらのホルモンは，下位の内分泌腺や内分泌器官
　からのホルモン分泌を促し，そのホルモンが標的器官や標的細胞に到達すると，
　その細胞や器官にホルモンの生理作用が生じる。

このように，ホルモンの分泌は，上位から下位の内分泌腺へと階層が形成されて
おり，ホルモンの分泌調節も階層に従って調節されている。

代表的なホルモンの分泌調節に，フィードバック機構（p. 159，5-B-α参照）が
ある。フィードバック機構には，負の（ネガティブ）フィードバック機構と正の（ポ
ジティブ）フィードバック機構がある。また，ある種のホルモンは，自律神経系や
ホルモンが調節している物質の血中濃度に依存してホルモンの分泌量を変化させる。

④　その他のホルモンの分泌調節

●**自律神経系によるホルモンの分泌調節**　　副腎髄質から分泌されるアドレナリン
やノルアドレナリンは，視床下部からの交感神経により，分泌量が調節されてい
る。また，膵臓や消化管から分泌されるホルモンや消化管ホルモンも自律神経系
の支配を受けている。

視床下部の摂食中枢には，グルコース受容ニューロンとグルコース感受性
ニューロンがあり，血糖値をモニターしている。摂食中枢が高血糖を感知すると，
副交感神経を刺激して膵ランゲルハンス島のB（β）細胞からインスリンの分泌
を促進し血糖値を下げるように働くが，交感神経は逆にインスリン分泌を抑制す
る。一方，低血糖時には，視床下部の中枢は低血糖を感知し，交感神経を刺激し
て膵A（α）細胞からグルカゴンを分泌させ，副交感神経を抑制してインスリン
分泌を低下させて血糖値を上げる。また，膵A細胞と膵B細胞自身も，血糖値
をモニターし，膵A細胞と膵B細胞から分泌されるグルカゴンとインスリンの
ホルモン分泌量を調節している。

●**血中物質濃度によるホルモンの分泌調節**◀　　　　　　　　　　　　◀36-22

・血中グルコース濃度によるホルモンの分泌調節：血液中のグルコース濃度（血
　糖値）は，視床下部の摂食中枢にあるグルコース受容ニューロンとグルコース
　感受性ニューロンおよび，膵Aおよび膵B細胞によりモニターされている。
　これらの細胞はグルコース濃度の変動により，膵A細胞および膵B細胞から
　のグルカゴンとインスリンの分泌量を調節している。

　　血液中のグルコース濃度に応答して分泌されるホルモンには，グルカゴンや
　インスリンのほかにインクレチンがある。インクレチンは食後に腸管から分泌
　されるホルモンの総称で，代表的なものにGLP-1とGIPがある。両者とも
　に膵B細胞にそれぞれGたんぱく質共役型受容体をもち，食後の血糖値上昇

に応じて膵B細胞のアデニル酸シクラーゼを活性化し，cAMPを増加させてインスリン分泌を促進させる。GLP-1は，さらに膵A細胞から分泌されるグルカゴンの分泌も抑制することで，血糖値を下げる作用をもつ。また，両者は，生体内に広く存在するペプチド分解酵素DPP-4により，2番目のアミノ酸のアラニンの部位で速やかに切断され不活性化されてしまうので，半減期は数分とごく短い。現在，2型糖尿病の治療薬として，GLP-1受容体作動薬とDPP-4阻害薬というインクレチン関連薬が開発・商品化されている。

○グルカゴン様ペプチド-1（GLP-1；glucagon-like peptide-1）：GLP-1は小腸下部のL細胞から分泌される。主な標的器官は膵臓で，①血液中のグルコース濃度に応じてインスリン分泌を亢進する，②膵B細胞の増殖を促す，③血液中のグルコース濃度に応じてグルカゴン分泌を抑制する，④胃に作用して胃からの食物排出の速度を低下させ（胃排泄遅延作用），食後高血糖を改善する，そのほか脳に働いて食欲抑制（中枢性食欲抑制）作用を示すなどがある。

○グルコース依存性インスリン分泌刺激ポリペプチド（GIP；glucose-dependent insulinotropic polypeptide）：GIPは，脂肪濃度に反応して十二指腸のK細胞から分泌される。また，GIPの作用として，①血液中のグルコース濃度に応じたインスリン分泌の促進，②胃酸分泌抑制作用，③骨へのカルシウム沈着の促進，④脂肪蓄積の増加作用がある。

・血中Ca^{2+}濃度によるホルモンの分泌調節：血液中のCa^{2+}濃度の変動により，副甲状腺ホルモンのパラトルモン（PTH）と甲状腺から分泌されるカルシトニンの分泌量が調節されている。

○パラトルモン（PTH）：血液中のCa^{2+}濃度が低下したとき，副甲状腺細胞のCa^{2+}受容体が応答し，負のフィードバック機構（p.159参照）により副甲状腺から分泌される。また，骨吸収を促進して骨からCa^{2+}とリン酸（Pi）を遊離させるが，一方で，腎尿細管でのCa^{2+}の再吸収を促進し，尿中へPiの分泌を促すことで，血中Ca^{2+}濃度を上昇させる。さらに，腎臓でのビタミンDの活性型への変換を促進し，回腸でのCa^{2+}の吸収を促して血中Ca^{2+}濃度を上昇させる。

○カルシトニン：血中Ca^{2+}濃度が上昇したとき，破骨細胞のカルシトニン受容体が反応して骨からのCa^{2+}吸収を抑制し，骨緻密質へのCa^{2+}とPiの沈着を促進する。なお，血中Ca^{2+}濃度が2倍以上に上昇した際に分泌されるので，血中Ca^{2+}濃度の調節という観点からの生理的意義は薄い。

●血液量（体液量）によるホルモンの分泌調節

・レニン-アンジオテンシン-アルドステロン系による調節：アルドステロンは，副腎皮質ホルモンの電解質（ミネラルまたは鉱質）コルチコイドで，腎臓の遠位尿細管でのNa^+の再吸収とK^+の排泄を行うことにより，血液量（体液量）と血圧の調節を行っている。同じく副腎皮質から分泌されている糖質コルチコ

イドは，下垂体の副腎皮質刺激ホルモン（ACTH）による分泌調節を受けているのに対して，アルドステロンは主にレニン－アンジオテンシン－アルドステロン系の調節を受けている（p. 161参照）。

・**心房性ナトリウム利尿ペプチド（ANP；atrial natriuretic peptide）による調節**：血液量（体液量）が増加すると，右心房へ環流してくる血液量が増えるので，右心房壁の伸展が刺激となり，心房の心筋からANPが分泌される。ANPは，輸入細動脈の血管平滑筋を弛緩させて輸出細動脈を収縮させるので，糸球体濾過圧が上昇して糸球体濾過量が増加する。また，尿細管へ排泄されるNa^+量を増加させて尿量を増やすので，血液量（体液量）は減少する。ANPは，同時に，レニン－アンジオテンシン－アルドステロン系を抑制し，アルドステロンの分泌を減少させるので，アルドステロンによるNa^+の再吸収と血液量（体液量）の増加は抑制される。

現在，ANP以外に，脳で見つかった脳性ナトリウム利尿ペプチド（BNP；brain natriuretic peptide），C型ナトリウム利尿ペプチド（CNP；C-type natriuretic peptide）などが知られている。ANPやBNPは心不全などの心疾患の症状を反映するので，血中ANPやBNP濃度の測定が臨床に利用されている。

● **血漿浸透圧によるホルモンの分泌調節**（p. 161参照）　　血漿浸透圧は，視床下部にある浸透圧受容体でモニターされている。

・**バソプレシン（抗利尿ホルモン；ADH）による調節**：下垂体後葉から分泌される。**バソプレシン**による調節は以下の通り。

①集合管の管壁細胞膜にある受容体に結合し，Gたんぱく質（p. 154参照）の促進性Gsを活性化し，水チャネルの**アクアポリン**をリン酸化して水分の再吸収を高める。なお，バソプレシンには，アクアポリンを増やす作用もある。

②何らかの原因で浸透圧が上昇した場合，浸透圧受容体は，口渇感を覚えさせて飲水行動を行わせるとともに，バソプレシンの分泌を促進させて，尿量を減少させる。その結果，血液量（体液量）が増加するため，血漿浸透圧は低下する。また，バソプレシンの分泌は血中のアンジオテンシンⅡの濃度によっても調節されており，両者の作用により，血液量（体液量）が増加する。

③浸透圧が低下した場合，浸透圧受容体はバソプレシンの放出を抑制するため，集合管のアクアポリンが減少して尿量が増える。その結果，血液量（体液量）が減少するので血漿浸透圧は上昇する。

● **脂肪（肥満）に関係したホルモンと分泌調節** ◀

・**レプチン**：肥満により肥大した脂肪細胞から分泌されるペプチドホルモンである。視床下部の満腹中枢が刺激されることで，摂食中枢が抑制され，食欲が抑えられる。また，褐色脂肪細胞に作用して基礎代謝を上げる。

・**アディポネクチン**：脂肪細胞から分泌されるホルモンで，肝臓で糖新生を抑制

バソプレシン
視床下部で産生され，下垂体後葉まで輸送されて分泌されるペプチドホルモン。血管を収縮させて血圧を上げるという作用もあるが，腎臓の集合管から水の再吸収を促進して利尿を抑制する（抗利尿）作用もある。

アクアポリン
水チャネル（水分子は選択的に透過させるがイオンやほかの物質は透過させない）と呼ばれる細胞膜に存在するたんぱく質。

◀ 36-17
36-26

し，骨格筋では糖の取り込みを促進させる。肥満により脂肪細胞が肥大すると，分泌が減少する。その結果，肝臓や骨格筋に脂肪が蓄積し，インスリン抵抗性，糖尿病，動脈硬化，メタボリックシンドロームなどが生じると考えられている。

・グレリン：主に胃から分泌され下垂体に作用するペプチドホルモンで，視床下部の摂食中枢に働いて食欲を増進させ，下垂体から成長ホルモンの分泌を促進する。空腹時の血中濃度は高いが，摂食により低値になる。同様に，やせている人の血中濃度は高値だが，肥満者の血中濃度は低いというように，BMIと逆相関関係にある。実験的にグレリンを投与すると，脂肪量が増加するとともに体重が増加することから，グレリンの作用はレプチンの作用に拮抗しており，脂肪量のバランスを取っていると考えられている。

補足 | レプチン，アディポネクチン，グレリンは，現在も研究段階のホルモンなので，今後，現在の知識と異なる新しい知見が出てくる可能性がある。

c 受容体の構造と機能

ホルモンの受容体には，細胞膜表面に存在するもの，細胞質内や核内にみられるものなど，存在部位の違いや種々の特徴をもっているものがある。これらの受容体は，リガンドと結合することにより，細胞内に多様な変化を引き起こし細胞機能が発現する。

受容体は，結合するリガンドにより大きく分けて，親水性受容体ファミリーと脂溶性受容体ファミリーに分類できる。

1 親水性受容体ファミリー

親水性受容体ファミリーでは，受容体は多くの場合，細胞膜表層の内在性膜たんぱく質から構成されている。リガンドは親水性で，それぞれのリガンドに特異的な受容体が存在する（表5-10）。

インスリン受容体は，インスリンと結合する2本のαサブユニットが細胞膜の表面にあり，チロシンキナーゼをもち，αサブユニットとジスルフィド（S-S）結合で繋がった2本のβサブユニットが細胞膜を1回貫通する構造をもつたんぱく質である。同様に，グルカゴンが肝細胞の受容体に結合すると膜内のGたんぱく質が活性化し，アデニル酸シクラーゼ活性を上昇させ，cAMP（サイクリックAMP）の産生が増加する。次いで，cAMP依存性プロテインキナーゼA（PKA）が活性化され，最終的にグリコーゲンホスホリラーゼが活性化されてグリコーゲンからグルコースが生じ，血糖値が上昇する。

◀33-24 ### 2 脂溶性受容体ファミリー◀

脂溶性受容体ファミリーのリガンドには，ステロイドホルモン，甲状腺ホルモン，ビタミンA，ビタミンDなどがある。これらのリガンドは脂溶性のため，細胞膜を通過して細胞質ゾル内に入り，細胞質や核内に存在する受容体と結合する。これらの受容体は核内受容体と呼ばれ，多くは核内に存在する。

リガンド-受容体複合体は，核内において標的遺伝子（DNA）のホルモン応答

表5-10 主要な親水性受容体ファミリー

受容体	特　徴
Gたんぱく質共役型受容体	●N末端が細胞外に，C末端が細胞内に位置している。ポリペプチドが膜を7回貫通する構造をもち，細胞内にGたんぱく質が結合する部分がある。 ●リガンド：特異的なGたんぱく質を活性化し，アデニル酸シクラーゼ，ホスホリパーゼ，イオンチャネル，cGMPホスホジエステラーゼなどの特定のセカンドメッセンジャーを合成する酵素や関連したたんぱく質などを活性化あるいは不活性化する。 　例）・カテコールアミン，ペプチド，ケモカインなど 　　　・糖たんぱく質やホルモンなど 　　　・トロンビン 　　　・光（網膜桿体外節のトランスデューシン）
イオンチャネル型受容体	●この受容体は，イオンチャネルたんぱく質である。リガンドが結合すると，受容体の構造変化が生じ，チャネルが開いて特定のイオンの流出入を引き起こす。それにより，細胞膜の膜電位が変化する。 　例）神経筋接合部のアセチルコリン受容体など。 ●イオンチャネル：特定のイオンを通過させる膜貫通型の内在性の膜たんぱく質である。 　例）Na^+，K^+，Cl^-，Ca^{2+}など。 ●イオンチャネルの開-閉の機構 　①電位依存性チャネル：細胞膜の電位差の変化に応じてチャネルが開く。 　②リン酸化依存性チャネル：リン酸基がチャネルたんぱく質へ結合し，そのエネルギーを使ってチャネルが開く。 　③リガンド依存性チャネル：特異的なリガンドの結合により，リガンドの結合エネルギーにより開口する（Ca^{2+}チャネルなど）。 　④圧（伸展）依存性チャネル：細胞膜や細胞骨格に圧がかかるか，あるいは細胞膜が伸展することが刺激となってチャネルが開口する。
受容体自体が固有の酵素活性をもつ受容体	リガンド依存性プロテインキナーゼの場合 ●インスリン受容体や種々の成長因子，増殖因子の受容体でみられる。これらの受容体はリン酸化されるアミノ酸（チロシン，セリン，トレオニン）によって，受容体型チロシンキナーゼや受容体型セリン／トレオニンキナーゼと呼ばれる。 ●細胞外にリガンド結合部位と細胞内にプロテインキナーゼ活性部位がある。リガンドが受容体に結合すると，多くの場合，二量体となって自己リン酸化され活性化する。 ●受容体型チロシンキナーゼの場合：細胞内にチロシンキナーゼ活性部位があり，リガンドの結合によりリン酸化され活性化された受容体は，ホスホリパーゼC（PLC），ホスファチジルイノシトール3-キナーゼ（PI_3キナーゼ），Grb2アダプターたんぱく質を活性化する。PLCはホスファチジルイノシトール二リン酸（PIP_2）をジアシルグリセロール（DG）とイノシトール三リン酸（IP_3）に解離し，DGはCキナーゼを活性化し，IP_3はCa^{2+}を小胞体から遊離させてカルモジュリン（CaM）を活性化する。PI_3キナーゼは，Bキナーゼを活性化し，Grb2アダプターたんぱく質はGたんぱく質のRasと結合し，MAPキナーゼカスケードを活性化する。活性化されたチロシンキナーゼは，このように細胞質中のほかのたんぱく質を基質としてリン酸化・活性化し，種々の成長因子や増殖因子の機能発現や制御を行う。 心房性ナトリウム利尿ペプチド（ANP）に対する受容体 ●細胞外にあるリガンド結合部位に心房性ナトリウム利尿ペプチドが結合すると，細胞内にある受容体のグアニル酸シクラーゼの触媒領域が活性化され，cGMP量が増加し，セカンドメッセンジャーとして働く。したがって，別のセカンドメッセンジャー産生系を必要としない受容体といえる。腎臓ではNa^+と水の分泌が生じる。 ホスファターゼ活性をもつ受容体 ●リガンドがこの受容体と結合すると，この受容体の脱リン酸化酵素領域が活性化し，基質のリン酸化がなされたチロシン残基からリン酸を取り除き，基質の活性を変化させる。
チロシンキナーゼ結合型受容体	●受容体にはリン酸化作用がなく，リガンドが受容体に結合すると，受容体が二量体になり，それが細胞質内のチロシンキナーゼを活性化する。各種のサイトカイン，インターフェロン，ヒト成長因子，エリスロポエチンに対する受容体がこの型になる。サイトカイン受容体スーパーファミリーともいわれる。

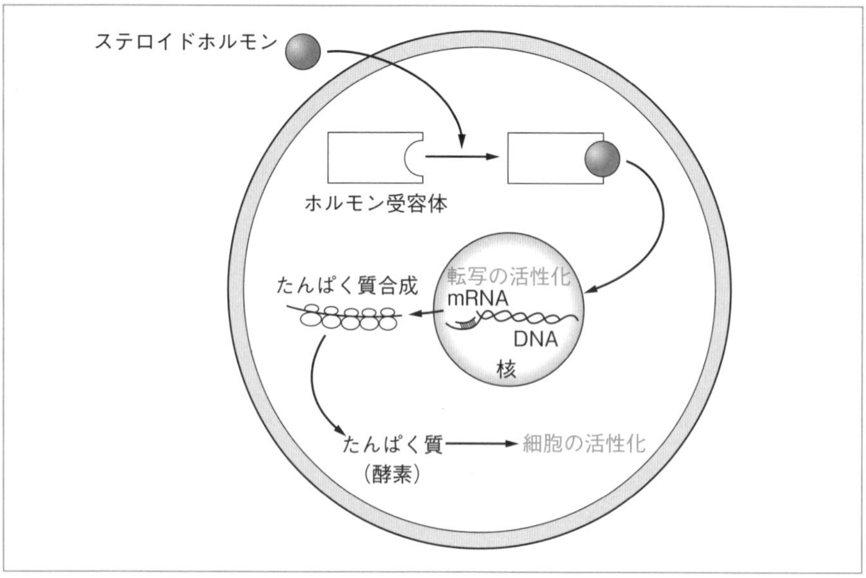

図5-13 ステロイドホルモンの作用

領域に結合し，転写を活性化して mRNA 合成を開始させる。mRNA は，細胞質でたんぱく質合成を行ってホルモン作用を発現する。したがって，一連の反応を経るので，少なくとも数時間後から脂溶性ホルモンの作用が発現し始める。ステロイドホルモンの場合，細胞応答（p.133 参照）も数時間から数日間続くことが多い（図 5-13）。

d 細胞内情報伝達

1 リン酸化と脱リン酸化

受容体にリガンドが結合すると受容体の活性化が起こり，細胞内に情報が伝達される。細胞内での情報伝達系路は，一連の酵素のカスケード反応により進む。細胞内の情報伝達系で重要な化学反応は，リン酸化と脱リン酸化で，その働きを担うリン酸化酵素(キナーゼ)や脱リン酸化酵素(ホスファターゼ)は重要な酵素群である。

細胞には 1,000 以上のキナーゼがあるといわれているが，代表的なキナーゼは，チロシン（Tyr）キナーゼとセリン‐トレオニン（Ser-Thr）キナーゼで，前者は特異的な基質の特定のチロシン残基をリン酸化し，後者は特定のセリン残基かトレオニン残基をリン酸化する。また，代表的なホスファターゼは，チロシンホスファターゼとセリン‐トレオニンホスファターゼである。

2 G たんぱく質

細胞内の情報伝達系でもう一つの重要な反応系は，グアノシン三リン酸分解酵素（GTP アーゼ）である。膜受容体を介する情報伝達では，G たんぱく質（GTP 結合たんぱく質）と呼ばれるたんぱく質が，分子スイッチとして働いている。G たんぱく質には，三量体 G たんぱく質と単量体 G たんぱく質の 2 種類が知られてい

カスケード反応
最初の反応から過程が進むにつれ，全体の反応が増大すること。この反応により，最初の小さな刺激が大きな反応を誘導することができる。

る。これらの G たんぱく質は GTP と結合していると活性型となり，グアノシン
二リン酸（GDP）と結合しているときは不活性型となる。

●**三量体 G たんぱく質**　　三つのサブユニット（α，β，γ）がある。αサブユニッ
トは GTP アーゼで GTP と結合し，GTP を加水分解して GDP にする。αサブ
ユニットに GDP が結合すると，αサブユニットはβ，γサブユニット複合体と
結合して不活性型の三量体 G たんぱく質となる。リガンドが受容体に結合する
と，受容体の細胞内領域の構造が変化し，GDP と結合しているαサブユニット
にも構造変化が生じ，GDP との結合親和性が低下して GDP と解離する。

　　一方，細胞内には GTP が GDP よりも大量に存在するので，GTP がαサブ
ユニットと結合する。GTP と結合したαサブユニットは活性型となり，受容体
とβ，γサブユニット複合体から離れて，アデニル酸シクラーゼなどの**エフェクター
分子**を活性化する。αサブユニットの活性は，αサブユニットの加水分解作用に
より GTP が GDP になると消失する。そして，αサブユニットは再びβ，γサブ
ユニット複合体と結合して受容体に戻る。

- G たんぱく質エフェクター分子：アデニル酸シクラーゼ，ホスホリパーゼ A_2
  （PLA_2），ホスホリパーゼ C（PLC），ホスファチジルイノシトール 3 -キナー
  ゼ（PI_3 キナーゼ），βアドレナリン作動性受容体キナーゼ（βARK）など。

●**単量体 G たんぱく質**　　主要な単量体 G たんぱく質（低分子量 G たんぱく質）
には，次のものがある。

- Ras（成長や分化の調節を行う）
- Rho（アクチンフィラメントの重合と接着の調節を行う）
- Rab（細胞内の顆粒の輸送の調節を行う）

　　これらの作用は細胞内の情報伝達系路により発現され，たんぱく質合成，細
胞増殖，細胞分化，腫瘍の発生，細胞骨格の構築，細胞内小器官での顆粒の輸
送，開口分泌など，多岐にわたっている。

　　単量体 G たんぱく質も活性化や不活性状態を取り，三量体 G たんぱく質と
同様，情報伝達系路でスイッチの働きを行う。

- Ras の働き：Ras の活性化は，グアニンヌクレオチド交換因子（GEF）によっ
  て行われる。GEF は Ras-GDP 複合体に結合して GDP の解離を促進する。
  Ras による GTP の加水分解には GTP アーゼ活性化たんぱく質（GAP）の助
  けが必要である。

　　Ras たんぱく質の突然変異は，がん化の原因にもなっている。突然変異を起
こした Ras は GTP と結合するが，GTP を加水分解できない。したがって，常
に"活性化"のスイッチが入ったままなので，がん組織の形成が起きるといわ
れている。また，Ras は受容体型チロシンキナーゼの情報伝達経路でも重要な
役割を果たしている。

③　**セカンドメッセンジャー**◀　　　　　　　　　　　　　　　　　　◀33-24

細胞内の情報伝達系で，そのほかに重要な役目を果たすものが，セカンドメッセ

> **エフェクター分子**
> リガンドが受容体に結合
> して，細胞内に作用発現
> や活性の増減を生じさせ
> る分子や酵素のこと。

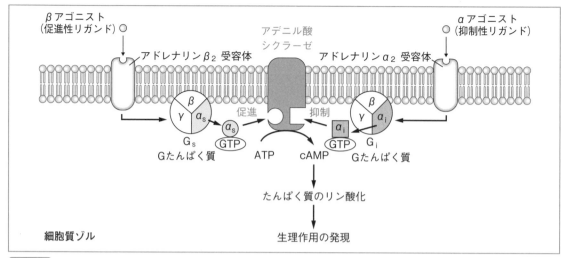

図5-14　情報伝達の経路（cAMP系）
注）GTP：グアノシン三リン酸，ATP：アデノシン 5′-三リン酸，cAMP：環状アデノシン-リン酸（サイクリック AMP）

ンジャー分子である。セカンドメッセンジャー分子は，受容体の活性化後に短時間のうちに大量に産生され，細胞に生理作用をもたらすと不活化される。セカンドメッセンジャー分子として，次のものがある。

- ・サイクリック（環状）アデノシン3′, 5′-ーリン酸（cAMP）
- ・サイクリック（環状）グアノシン3′, 5′-ーリン酸（cGMP）
- ・イノシトール1, 4, 5-三リン酸（IP_3）
- ・ジアシルグリセロール（DG）
- ・Ca^{2+}

● **cAMP系**　cAMP をセカンドメッセンジャーとするリガンドには，ペプチドホルモンやアドレナリンなどがある。アデニル酸シクラーゼの活性は，G たんぱく質によって促進あるいは抑制の制御を受ける（**図5-14**）。

- ・促進の場合：グルカゴンが肝細胞のグルカゴン受容体に結合したり，アドレナリンがアドレナリンβ_2受容体と結合すると，α_sと呼ばれるサブユニットをもつG_s型の G たんぱく質が活性化する。α_sは GTP と結合し，G たんぱく質のβ，γサブユニットと解離してアデニル酸シクラーゼを活性化し，ATP から cAMP の産生を促進し増加させる。cAMP は，cAMP 依存性キナーゼ（A キナーゼ）を活性化してほかの酵素をリン酸化し，細胞に生理作用を発現する。
- ・抑制の場合：アドレナリンがアドレナリンα_2受容体に結合すると，α_iと呼ばれるサブユニットをもつG_i型の G たんぱく質を活性化する。α_iは GTP と結合し，G たんぱく質のβ，γサブユニットと解離してアデニル酸シクラーゼの活性を抑制し，cAMP はホスホジエステラーゼにより 5′-AMP に分解される。

● **Ca^{2+}系**　アセチルコリンやアドレナリンは，それぞれアドレナリンのα_1アドレナリン受容体やアセチルコリンのムスカリン受容体に結合後，G_qと呼ばれる G たんぱく質を活性化し，細胞膜のホスホリパーゼ C（PLC）を活性化して，

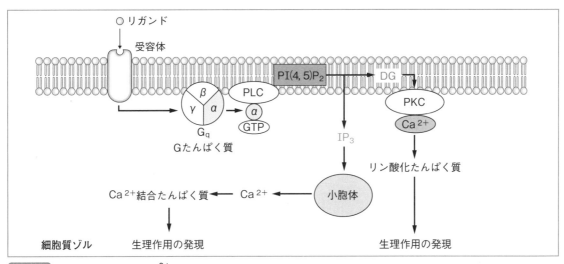

図5-15 情報伝達の経路（Ca^{2+}系）

注）PLC：ホスホリパーゼ C, PI (4, 5) P_2：ホスファチジルイノシトール 4, 5-二リン酸，IP_3：イノシトール-三リン酸，DG：ジア
シルグリセロール，PKC：プロテインキナーゼ C

細胞膜のホスファチジルイノシトール 4, 5-二リン酸〔PI(4, 5)P_2〕を IP_3 と
DG に分解する。IP_3 は小胞体から Ca^{2+} を遊離させて細胞内 Ca^{2+} 濃度を上昇
させる。Ca^{2+} は，カルモジュリンと結合してカルモジュリンキナーゼの働きに
より細胞を活性化する。DG は Ca^{2+} とともにプロテインキナーゼ C（PKC）
を活性化し，PKC は，ほかのたんぱく質をリン酸化して，細胞に生理作用を発
現する（**図5-15**）。

④ アドレナリン受容体とアセチルコリン受容体（表5-11）

ホルモンであるアドレナリンや神経伝達物質であるノルアドレナリンやアセチル
コリンの受容体は，細胞膜上に存在し，細胞内に向けて情報を伝達する。

● **アドレナリン受容体（adrenergic receptor）**　　アドレナリン，ノルアドレナ
リンなどによって活性化される G たんぱく質共役型受容体である。心筋や平滑
筋などさまざまな臓器に存在し，血小板や脂肪細胞にもみられる。例えば，
cAMP 系において，アドレナリンが β 受容体に結合すると促進性 G_s 型の G たん
ぱく質が活性化し，α_2 受容体に結合すると抑制性の G_i 型の G たんぱく質が活
性化する。これらの受容体は，α_1，α_2，β_1，β_2，β_3 受容体というサブタイプに
分類され，それぞれ受容体の分布と作用は各臓器によって異なっている。

● **アセチルコリン受容体（acetylcholine receptor）**　　ニコチン様作用とムス
カリン様作用を引き起こす二つのタイプが存在することが古くから知られてい
た。ニコチン受容体は，神経節のシナプス後膜側と神経筋接合部のシナプス後膜
に存在し，それぞれ神経性受容体（NN）と筋肉性受容体（NM）の 2 種類に分
類される。一方，ムスカリン受容体は，M_1 ～ M_5 の五つのサブタイプに分類さ
れているが，働きの観点からは，薬理学的に神経性（M_1），心臓（M_2），その他
の末梢器官（M_3）に分類される。そして，ムスカリン受容体は，副交感神経効

◀36-22 表5-11 アドレナリン受容体の分布と作用◀

交感神経の作用とアドレナリン受容体	部 位	副交感神経の作用
瞳孔散大筋収縮（α_1），眼圧低下（β_2）	眼球	瞳孔収縮（瞳孔括約筋収縮）
血管平滑筋の収縮（皮膚，粘膜，内臓，唾液腺；α_1） 血管平滑筋の拡張（冠動脈，肝臓；β_2） 血管平滑筋の拡張（骨格筋；β_2）	血管	拡張
心拍数増加（洞房結節；β_1） 伝導速度の増加（房室結節；β_1） 心収縮力，伝導速度の増加　心室；β_1）	心臓	心拍数減少 伝導速度の減少（M_2） 収縮力の減少
グリコーゲンの分解（β_2）	骨格筋	
気管支平滑筋の弛緩（β_1） 子宮平滑筋収縮（α_1，β_2） 膀胱平滑筋（β_3）	平滑筋	収縮（M_2）
抑制（α）	消化管運動	促進
グリコーゲンの分解により血糖上昇（α_1，β_2）	肝臓	グリコーゲン合成
糖代謝促進（膵グルカゴン分泌増加；β_2） 糖代謝促進（膵インスリン分泌減少；α_2）	膵臓	糖代謝促進（膵グルカゴン分泌増加） 糖代謝減少（膵インスリン分泌増加）
血管収縮（α_1） 傍糸球体細胞からレニンを分泌し，血圧上昇（β_2）	腎臓	—
平滑筋弛緩（排尿抑制）（β_2）	膀胱	収縮（排尿促進）
収縮（α_1）	前立腺	—
収縮（α_1）	立毛筋	—
アドレナリンとノルアドレナリンの分泌増加	副腎髄質	—
脂肪分解抑制（α_2） 脂肪分解促進（β_3）	脂肪細胞	—
凝集（α_2）	血小板	凝集抑制（NO を介する）

注）α_1，α_2，$\beta_1 \sim \beta_3$：アドレナリン受容体，　M_2：ムスカリン受容体

果器や神経節および中枢神経に存在する。

　なお，それぞれの受容体は，Ca^{2+} 系において PLC による $PI(4,5)P_2$ の分解によって生じる IP_3 や，DG の産生および細胞内 Ca^{2+} の増加（M_1，M_3），G_i を介したアデニル酸シクラーゼ抑制（M_2），K^+ チャネルの活性化（M_2）など，細胞内の反応を担っている。

B ホメオスタシス

　私たちの体には，外部環境の変化に対して身体の内部環境を一定の状態に維持する調節機構が備わっている。その機構やその過程を，ホメオスタシス（homeostasis，恒常性の維持）という。すなわち，"Homeo" とは「同じような」ということを意味し，"stasis" は，「ある状態を保つ」ということを表している。

　例えば，日常で私たちの体は，体液量の変化に対しては尿量を調節し，電解質組成，濃度，pH（酸塩基平衡）の変化に対しては腎尿細管での電解質の再吸収や排泄，

あるいは肺からの CO_2 の呼出量の調節で対応している。外気温の変化に対しては体熱の放散を，皮膚の血管の収縮・弛緩や筋の収縮（震え），代謝の調節により体温調節を行っている。これらは，主に自律神経系やホルモンなどにより調節され，身体の設定範囲を逸脱したときには，設定範囲内に戻すように，神経系の働きやホルモンの分泌量を調節している。

ⓐ ホメオスタシスとフィードバック機構

外部・内部環境の変化に対して身体のホメオスタシスを保つために行われる調節機構にフィードバック機構（フィードバック調節）があり，ホルモンの分泌量の調節が代表例である。

●**負のフィードバック機構**　通常，下位のホルモンの分泌量が低下した場合は，◀35-22階層に従って上位の内分泌腺から分泌されるホルモンにより，下位の内分泌腺のホルモン分泌量が増加するように調節されている。逆に，下位の血中ホルモン濃度が十分に高く，かつ最下層の標的器官や標的細胞に必要な生理作用を十分に生じた場合，負のフィードバック機構によりホルモン分泌の抑制が起こる。負のフィードバック機構とは，下位の内分泌腺の分泌量や血中ホルモン濃度が十分であるという情報が，上位の下垂体や最上位の視床下部に戻って伝えられ，上位から下位のホルモンの分泌を抑制する機構である（図5-16）。

負のフィードバック機構には，次のものがある。①最下位の内分泌腺から上位の下垂体ホルモンの分泌量を低下させて，最下位の内分泌腺ホルモンの分泌量を減少させる系，②下位の下垂体から上位の視床下部に戻って下垂体前葉ホルモン放出ホルモンの分泌量を抑制する系，③下垂体前葉ホルモン抑制ホルモンの分泌量を増加することで，下垂体前葉ホルモンの分泌量を低下させて，もう一つ下位の内分泌腺のホルモン量を減少させる系。これらの中でも，一つ上位の内分泌腺に戻ってホルモン分泌を抑制する系を，短経路フィードバックという。また，最下位の内分泌腺から最上位の視床下部まで戻ってホルモン分泌を抑制する系を，長経路フィードバックという。

●**正のフィードバック機構**　下位のホルモンの分泌量が増加した場合，それが上位の内分泌腺を刺激して，上位のホルモン分泌量がさらに増え，それにより下位内分泌腺からのホルモン分泌量が雪だるま式に増えることである（図5-16）。

女性ホルモンのエストロゲンの分泌量は，下垂体前葉からの性腺刺激ホルモン（卵胞刺激ホルモン；FSH，黄体形成ホルモン；LH）の分泌量と血中エストロゲン濃度により調節されている。しかし，排卵時には，エストロゲンはLHの分泌に正のフィードバックをかけている。さらに，排卵時にエストロゲンの血中濃度が高いと，視床下部から分泌される性腺刺激ホルモン放出ホルモン（GnRH；gonadotropin releasing hormone）とLHの分泌が促進される。このGnRHの分泌量の増加により，下垂体からのFSHとLHの分泌量がさらに促進され，特に，FSHの一層の増加により卵胞からのエストロゲンの分泌量がますます増

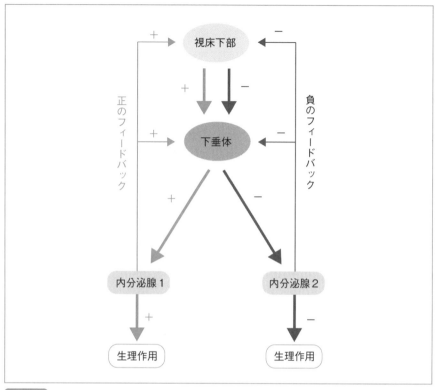

図5-16 フィードバック機構

加する。以上が繰り返されて，雪だるま式にLHの分泌量が増えるのである。このため，排卵時にLHの分泌量は一過性に急激に上昇し，非排卵時の4～5倍になる。この急峻なピークをLHサージという。これが刺激となって，約16～48時間後に排卵が生じる。

◀35-22 **b 体液のホメオスタシス** ⋯⋯⋯⋯⋯⋯⋯⋯⋯⋯⋯⋯⋯⋯⋯⋯⋯⋯⋯⋯

1 体液

私たちの身体に含まれている液体成分を体液という。体液は，男性の平均では体重の約60%であるが，年齢や性差（女性平均55%）により変化する。体液の内訳は表5-12の通りで，細胞内液が体重の40%，細胞外液が体重の20%を占める。

●**細胞外液** 組織液（間質液），血漿，リンパ液，脳脊髄液がある。

・組織液：毛細血管壁を通過，拡散してきた液体や溶質がその主な成分である。細胞の細胞膜を透過して細胞内に取り込まれ，細胞に栄養を与える。また，細胞や組織からの不要な老廃物などは，血管中に取り込まれる。

組織と血管の間の組織液との移動には，血圧と膠質浸透圧が重要な役割を果たす。

・血漿：血管中を流れる血液の液体成分をいう。

●**血漿，組織液（間質液），細胞内液の電解質組成（表5-13）** 主な陽イオンとしてNa^+, K^+, Ca^{2+}, Mg^{2+}があり，主な陰イオンとしてCl^-, HCO_3^-, HPO_4^{2-},

表5-12 体液の内訳（体重比）

体液 (60%)	細胞内液 (40%)		
	細胞外液 (20%)	組織液（間質液）	(15%)
		血漿	(4 %)
		リンパ液，脳脊髄液	(1 %)

表5-13 体液区分のイオン組成

(mEq/L)

陽イオン	血漿	組織液（間質液）	細胞内液	陰イオン	血漿	組織液（間質液）	細胞内液
Na^+	142	138	14	Cl^-	103	108	5
K^+	5	5	157	HCO_3^-	27	27	10
				HPO_4^{2-}	2	2	110
Ca^{2+}	5	5	0	SO_4^{2-}	1	2	1
Mg^{2+}	3	3	26	有機酸	6	6	
				たんぱく質	16	2	71
合計	155	151	197	合計	155	147	197

両性電解質のたんぱく質などがある。電解質により，細胞内液と細胞外液で濃度が大きく異なるものがある。K^+，HPO_4^{2-}，たんぱく質などが細胞内に多く，細胞外には Na^+，Ca^{2+}，Cl^- などが多い（p. 134，**表5-1**参照）。

●**体液浸透圧の調節**（p. 151参照）　体液には，Na^+ や Cl^- のようなイオンやたんぱく質が含まれるので，浸透圧が生じる。浸透圧の調節の中枢として視床下部に浸透圧感受性ニューロンが存在し，飲水中枢に密接な神経連絡を送っている。

血漿浸透圧が上昇すると，浸透圧感受性ニューロンが活動電位を発生して飲水中枢が興奮し，飲水行動が起きる。浸透圧感受性ニューロンからの情報は，室傍核，視索上核のバソプレシンニューロンにも送られ，バソプレシンを分泌する。また，バソプレシンニューロンも浸透圧感受性を示す。分泌されたバソプレシンは腎臓の集合管に働き尿量を減少させて体液量を増加させるので，浸透圧は低下する。

一方，大量の水分摂取などにより体液の浸透圧が低下すると，下垂体からのバソプレシンの分泌が低下し，腎集合管での水の再吸収が減少して尿量が増加する結果，体液量が減り，浸透圧は上昇して正常値に回復する。

●**血液量の調節**　体液中の Na^+ が増加すると，Na^+ は水分を保持する性質があるので体液量が増え，逆に Na^+ が減少すると，体液量は減少する。したがって，血液量（体液量）ならびに浸透圧の調節と Na^+ 濃度とは密接な関係がある。また，血液量の増減は，頸動脈洞や大動脈弓の圧受容器でもモニターされる。

・血液量（体液量）が減少した場合：血圧が低下するので，**糸球体濾過圧**が低下し，糸球体濾過量が減少する。その結果，尿量が減少し，血液量（体液量）が増加する。

・レニン-アンジオテンシン-アルドステロン系による調節◀：腎臓では，血圧

飲水中枢
視床下部にあり，室傍核がその中枢といわれている。血液中の浸透圧が上昇し，レニンによりアンジオテンシンⅡが産生されるとその刺激を受けて飲水行動を促す。

糸球体濾過圧
糸球体毛細血管から血液が濾過される圧力のこと。実際には，毛細血管内圧：60 mmHg，血漿膠質浸透圧：30～25 mmHg，ボーマン嚢圧：20～15 mmHg なので，60-(30+20)または-(25+15)=10～20 mmHg となる。糸球体濾過圧には自己調節機構があり，血圧が変動しても一定量の血液が流れて濾過される。

◀**33-25**

糸球体近接装置
輸入細動脈と輸出細動脈と遠位尿細管の間に挟まれた部分にあり、緻密斑、糸球体傍細胞、糸球体外メサンギウム細胞を含む。輸入細動脈の血流（内圧）、遠位尿細管の塩素（Cl⁻）濃度の変化に応じて、輸入細動脈の傍糸球体細胞（顆粒細胞）はレニンを分泌し、血圧を上昇させる働きをもつ。

低下が刺激となり**糸球体近接装置**からレニンが分泌される。レニンは、肝臓で産生されるアンジオテンシノーゲンをアンジオテンシンⅠにする。アンジオテンシンⅠは、肺の毛細血管で産生される変換酵素によりアンジオテンシンⅡに変わる。アンジオテンシンⅡは、糸球体の輸入細動脈を収縮させ、糸球体濾過量を減少させて尿量を減らし、さらにアルドステロンを副腎皮質から分泌させ、遠位尿細管や集合管での Na^+ の再吸収を促すので、同時に水分も再吸収され尿量が減り、血液量（体液量）が増加する。

また、血液量（体液量）や血圧が減少すると、下垂体後葉からバソプレシンが分泌される。このバソプレシンが集合管での水の再吸収を促して尿量が減少することで、血液量（体液量）は増加する。

アルドステロンの分泌過剰症に原発性アルドステロン症がある。主な発症原因には副腎皮質の腫瘍や過形成があり、アルドステロンの過剰分泌による Na^+ と水分の貯留のため高血圧を生じるので、血管、心臓、腎臓、脳などに臓器障害を起こし、心筋梗塞や脳梗塞などの発症率が上がる。また、K^+ の排泄亢進のため低カリウム血症や四肢の筋力低下を生じることがある。

・血液量が増加した場合：心臓への還流血液量が増加するので、心房が進展し、心房性ナトリウム利尿ペプチド（ANP）が分泌される。ANP は Na^+ の排泄を促し、尿量を増加させるので、血液量は減少する。また、ANP は血管を拡張させるため、血圧低下作用ももつ（p.151 参照）。

血液量が増加すると、血圧が上昇して、糸球体濾過圧が上昇するため、尿量が増加し、その結果、血液量（体液量）は減少する。

・血漿 Na^+ 濃度の低下と K^+ 濃度の上昇：血漿 Na^+ 濃度が低下し、K^+ 濃度が上昇すると、腎臓の糸球体濾液中の Na^+ 濃度の低下と K^+ 濃度の上昇が生じて、緻密斑からレニンが分泌され、アンジオテンシンⅡが産生される。アンジオテンシンⅡは副腎皮質からアルドステロンを分泌し、Na^+ 再吸収を増加させ、K^+ 再吸収を減少させる。

2 酸塩基平衡◂

緻密斑
遠位尿細管の内側にある丈が長い上皮細胞の集団で、輸入細動脈と輸出細動脈に挟まれたところにある。緻密斑の細胞は、遠位尿細管を流れる原尿の Cl⁻ 濃度をモニターしている。原尿の Cl⁻ 濃度が低い場合は、糸球体傍細胞からレニンを分泌させる。

◂37-22
34-22
33-25

私たちの体液は、pH 7.4（7.4 ± 0.05）付近で一定に保たれている。血漿、組織液、細胞的には弱酸と塩基が存在し、pH の変動を小さくしようとする緩衝作用がみられる。炭酸の場合、次のように解離する。

$$H_2CO_3 \rightleftharpoons HCO_3^- + H^+$$

したがって、pH は次の Henderson–Hasselbalch の式で表される。

$$pH = pK + \log \frac{[塩基（HCO_3^-）]}{[弱酸（H_2CO_3）]}$$

pK を解離定数 K の逆数の対数とする。

生体内では、この H_2CO_3–HCO_3^- 系やリン酸系、血漿たんぱく質、ヘモグロビンなどが主に緩衝作用を示す。リン酸系は、主として細胞内の pH を調節している。

表5-14 アシドーシスとアルカローシスの成因と代償作用

呼吸性アシドーシス	●成因：閉塞性肺疾患や急性呼吸不全の場合のように，呼吸が原因で動脈血の PCO_2（二酸化炭素分圧）が急激に増加し，血液の pH が酸性に傾いた場合をいう。 ●代償：腎臓による**代償作用**が働くため，腎臓からの H^+ 排出が促進されて，pH の酸性への変化が少なく抑えられる。
呼吸性アルカローシス	●成因：肺での CO_2 の交換が過剰に行われて（過換気症候群），血液中の PCO_2 が低下した場合，血液中の H^+ が減少し，血液中の pH がアルカリ性に傾いた場合をいう。 ●代償：腎臓による代償作用により，腎臓から H^+ の排泄が抑制されて体内の pH が酸性に戻る。
代謝性アシドーシス	●成因：糖尿病の場合，血中にアセト酢酸や β ヒドロキシ酪酸のような有機酸が産生されたり（糖尿病性ケトアシドーシス），腎不全で H^+ の排泄や重炭酸イオン（HCO_3^-）の再吸収が十分に行われない場合，血液中の pH が酸性に傾くことをいう。 ●代償：血液中に増加した H^+ が頸動脈小体や大動脈小体を刺激し，肺からの CO_2 の呼出が促進されるため，pH の変動は小さくなる（呼吸性の代償）。
代謝性アルカローシス	●成因：大量に重曹（$NaHCO_3$）を服用したり，嘔吐などにより胃液（胃酸）が失われた場合に血液の pH がアルカリ性に傾くことをいう。 ●代償：呼吸性の代償作用により，CO_2 の呼出を抑制して PCO_2 を増加させ，pH を酸性に戻す。

代償作用
ある器官の一部が傷害を受けたり喪失した場合，残りの部分が肥大して不足を補ったり，別の器官や臓器がその機能を代行すること。

たんぱく質やヘモグロビンは，生体内では陰イオンとして働く。

●**アシドーシスとアルカローシス**　　アシドーシスは血液が酸性に傾くこと（pH が 7.35 より低下）をいい，アルカローシスは血液がアルカリ性に傾くこと（pH が 7.45 より上昇）をいう。呼吸性と代謝性のアシドーシスとアルカローシスがある（**表 5 -14**）。

c　体温の調節

1　体温調節の仕組み

　私たちの体は，外界の温度変化の影響を受けない核心部ではほぼ 37℃で一定しているが（体温の恒常性），全身が常に同じ体温ではなく，四肢先端部の体温は外気温の影響を強く受ける。体温が一定に保たれているのは，熱の産生と放散が平衡を保っているということである。

●**熱の産生**　　身体の中で主な熱産生を行う器官は，脳，骨格筋，肝臓である。安静時には骨格筋の熱産生量は 1/4 ほどであるが，運動時は数倍の熱産生を行う。また，寒冷時には "震え" により熱産生を行う。さらに，肝臓ではさまざまな代謝が行われて熱産生が行われる。熱産生は，アドレナリン，ノルアドレナリン，チロキシン，グルカゴンなどのホルモンによりさらに増大する。

　産生された熱は，血液により全身に運搬され，体温の均一化が図られる。

●**熱の放散**　　熱は，身体から皮膚表面と呼吸により体外へ放散していく。放散には，放射，伝導，対流，蒸発（蒸散，発汗）などがある。私たちの皮膚や呼吸に

よって持続的に水分が蒸発し（不感蒸泄，不感蒸散），体熱を奪っている。不感蒸散の量は，1日当たり700〜1,000mLで，毎時12〜15kcalの熱が失われる。

汗腺は，真皮にみられ，腺部と導管部からなる。導管部では，水分，Na^+とCl^-が再吸収される。汗腺は交感神経支配で，伝達物質はアセチルコリンであり，交感神経興奮時に大量の発汗がある。交感神経の作用により，皮膚の血管は寒冷時に収縮し，高温時には拡張して熱の放散を調節する。

◀1 34-22 **2 体温調節中枢による調節**◀1

身体の核心部の体温は，視床下部にある体温調節中枢により調節されている。

●**寒冷刺激にさらされた場合**　寒冷時には，骨格筋による運動や震え，アドレナリン，ノルアドレナリン，チロキシン，グルカゴンなどのホルモン分泌が亢進し，肝臓など内臓による熱産生が促進される。体温の放散を防ぐために，皮膚に鳥肌を立て，皮膚血管を収縮させて熱の放散を防ぐ。

●**温熱刺激にさらされた場合**　高温時には，呼吸運動が増え，皮膚血管は拡張し，汗腺から汗が分泌されるなど，放射や蒸散によって体温を下げる。

●**発熱**　身体の核心部の体温は37℃に設定されているが，この調節は負のフィードバックによってなされている。発熱は，ウイルスや細菌感染などで発熱物質*（パイロジェン）が体温調節中枢に作用し，設定温度（セットポイント）を37℃より高温に変化させることで生じると考えられる。セットポイントが高くなると，37℃では寒く感じ悪寒を生じる。その後，体温調節が行われて体温が上昇し，セットポイントに達すると悪寒も消え，血管の収縮もなくなる。回復や解熱剤の服用で体温のセットポイントが37℃に再設定されると，体温を下げるために血管拡張や発汗が始まり，体温が正常に下がる。

（補足）*発熱物質：外因性発熱物質と内因性発熱物質がある。
・外因性発熱物質：ウイルスや組織の破壊産物，細菌とグラム陽性細菌の外毒素やグラム陰性細菌の内毒素などがある。
・内因性発熱物質：細菌や細菌の内毒素，外毒素が単球やマクロファージに処理される際に産生されるインターロイキン1，インターロイキン6，インターフェロンなどがある。
　これらの物質が視床下部に運搬され，プロスタグランジンE_2（PGE_2）を産生し，PGE_2が体温調節中枢を刺激すると発熱を生じる。解熱剤として使用されるアスピリンやインドメタシンは，PGE_2の産生を抑制してセットポイントを低下させて発熱を抑える。

○ Column｜**食事誘発性体熱産生（DIT：Diet Induced Thermogenesis）**◀2

　食後，安静にしていても代謝量が増大し，摂取した栄養素の一部が体熱となって消費される。この消費エネルギー量は栄養素の種類によって異なり，たんぱく質のみ摂取した場合は摂取エネルギーの約30％，糖質のみの摂取は約5〜10％，脂質のみでは約4％である。毎日の食事の場合は，これらの栄養素を含むので1日の消費エネルギーの約10％程度になる。食事誘発性体熱産生は筋肉量にも影響され，加齢や運動不足により筋肉量が減少すると低下する。また，食べ物をよく噛むと交感神経が刺激されて消費エネルギーが増加するので，食事誘発性体熱産生も上昇する。

◀2 33-25

d 生体機能の周期性変化（概日リズム）

●**生体リズム**　　生体には，リズム性のみられる器官がある。短いものでは活動電位のように数ミリ秒以内の周期のものや，心臓のように1分間に60～70回収縮弛緩を繰り返しているものもある。内分泌器官の中には1日周期のリズムで分泌を繰り返しているものがあり，さらに，月経周期のように1カ月ほどの周期のものもある。このように，生体はさまざまな周期でリズムを刻んでおり，これを生体リズムという。

●**概日リズム（サーカディアンリズム）**◀　　生体リズムの中でもよく知られているものに，概日リズム（サーカディアンリズム）がある。ホルモンの分泌にはサーカディアンリズムがみられるものがあり，例えば，副腎皮質の糖質コルチコイドの分泌は，副腎皮質刺激ホルモン（ACTH）の血中濃度が高い早朝に高くなる。午前5時から11時ごろが高く，夕方から深夜にかけて低値となる。

◀35-22
34-22

　ヒトのサーカディアンリズムは25時間といわれているが，実際私たちは24時間周期で行動している。これには，視交叉上核が重要な関与を行っていて，明暗の変化によりサーカディアンリズムを修正するといわれている。最近では，時計遺伝子が同定され，生体における概日性との関連が研究されている。

問題　次の記述について○か×かを答えよ。

情報伝達 ‥‥

1　アセチルコリン受容体は，細胞質内にある。
2　肝細胞のグルカゴン受容体が刺激されると，肝細胞内の cAMP が増加する。
3　インスリンは，GLUT2 を活性化する。
4　交感神経の伝達物質は，アドレナリンである。
5　甲状腺ホルモンの受容体は，細胞質内にある。

個体のホメオスタシスとその調節 ‥‥‥‥‥‥‥‥‥‥‥‥‥‥‥‥‥‥‥‥‥‥‥‥‥‥‥‥‥‥‥‥‥‥

6　体液量が低下すると，アルドステロンの分泌も低下する。
7　代謝性アルカローシスでは，呼吸数が増加する。
8　血液の pH が上昇すると，腎からの H^+ の排泄は低下する。
9　血圧が上昇すると，ノルアドレナリンの分泌は増加する。
10　体液量が低下すると，バソプレシンの分泌は低下する。

解説

1　×　アセチルコリンは水溶性なので，アセチルコリン受容体は細胞膜上にある。
2　○
3　×　インスリンは GLUT4 を活性化し，血中グルコースを細胞内に入れる。
4　×　交感神経の伝達物質は，ノルアドレナリンである。アドレナリンは，副腎皮質から分泌されるホルモンである。
5　×　甲状腺ホルモンの受容体は，核内にある。

6　×　体液（血液）量が低下すると，アルドステロン分泌は上昇し，尿細管から Na^+ と水分を再吸収して体液量を増やす。
7　×　代謝性アルカローシスでは呼吸数が低下し，CO_2 濃度が上り炭酸ができるので適正な pH を維持できる。
8　○
9　×　血圧が上昇すると，ノルアドレナリンの分泌は減少するので，血圧は低下する。
10　×　体液量が低下すると，抗利尿ホルモンのバソプレシンの分泌は増加し，尿量が減るので体液量が増える。

URL https://daiichi-shuppan.co.jp

上記の弊社ホームページにアクセスしてください。

＊データの更新や正誤等の追加情報を公表しております。

＊書籍の内容、お気づきの点、出版案内等に関するお問い
合わせは「ご意見・お問い合わせ」専用フォームよりご送信
ください。

＊書籍のご注文も承ります。

＊書籍のデザイン、価格等は、予告なく変更される場合がござ
います。ご了承ください。

＊断りなく電子データ化および電子書籍化することは認めら
れておりません。

- サクセス管理栄養士・栄養士養成講座 -
生化学 ［人体の構造と機能及び疾病の成り立ち］

| 平成23(2011)年 6月10日 | 初 版 第 1 刷 発 行 |
| 令和6(2024)年 2月26日 | 第 6 版 第 1 刷 発 行 |

著　者	佐 々 木　康 人
	近 久　幸 子
	中 村　彰 男

| 発 行 者 | 井 上　由 香 |

発 行 所	第 一 出 版 株 式 会 社
	〒105-0004　東京都港区新橋5-13-5 新橋MCVビル7階
	電話 (03)5473-3100　FAX (03)5473-3166

| 印刷・製本 | 広 研 印 刷 |

定価は表紙に表示してあります。乱丁・落丁本は，お取替えいたします。

© Sasaki,Y., Chikahisa,S., Nakamura,A., 2024

JCOPY ＜(一社)出版者著作権管理機構 委託出版物＞
本書の無断複写は著作権法上での例外を除き禁じられています。複写される
場合は，そのつど事前に，(一社)出版者著作権管理機構 (電話 03-5244-5088,
FAX 03-5244-5089， e-mail: info@jcopy.or.jp) の許諾を得てください。

ISBN978-4-8041-1475-0　C3377